宫颈癌根治性手术

新分型及新技术的临床实践

主编/李 斌 赵 丹

中华医学电子音像出版社

CHINESE MEDICAL MULTIMEDIA PRESS

北 京

图书在版编目（CIP）数据

宫颈癌根治性手术新分型及新技术的临床实践 / 李斌，赵丹主编. —北京：中华医学电子音像出版社，2019.9
ISBN 978-7-83005-080-1

Ⅰ. ①宫… Ⅱ. ①李… ②赵… Ⅲ. ①子宫颈疾病—癌—妇科外科手术 Ⅳ. ① R737.330.5

中国版本图书馆 CIP 数据核字（2019）第 172789 号

宫颈癌根治性手术新分型及新技术的临床实践

GONGJING AI GENZHI XING SHOUSHU XIN FENXING JI XIN JISHU DE LINCHUANG SHIJIAN

主　　编：李　斌　赵　丹
策划编辑：冯　洁
责任编辑：冯　洁　孙葵葵
校　　对：张　娟
责任印刷：李振坤
出版发行：中华医学电子音像出版社
通信地址：北京市西城区东河沿街 69 号
　　　　　中华医学会 610 室
邮　　编：100052
E - mail：cma-cmc@cma.org.cn
购书热线：010-51322675
经　　销：新华书店
印　　刷：廊坊市祥丰印刷有限公司
开　　本：889 mm×1194 mm　1/32
印　　张：7.375
字　　数：80 千字
版　　次：2019 年 9 月第 1 版　　2021 年 4 月第 2 次印刷
定　　价：118.00 元

主 编 简 介

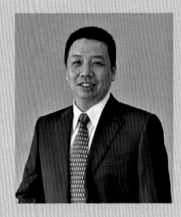

李 斌

医学博士
博士研究生导师

国家癌症中心
中国医学科学院肿瘤医院

　　主任医师、妇科副主任。兼任中国抗癌协会妇科肿瘤专业委员会委员、北京医学会妇科肿瘤学分会委员等职。

　　对于妇科恶性肿瘤的大型根治性手术具有丰富的经验。特别擅长腹腔镜微创技术，致力于宫颈癌手术新技术的临床应用及推广普及。主持包括国家级、省部级在内的科研课题 10 余项，在国内外发表学术论文 40 余篇。

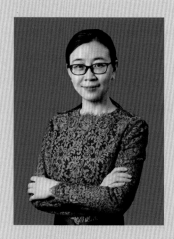

赵 丹

医学博士
硕士研究生导师

国家癌症中心
中国医学科学院肿瘤医院

副主任医师。兼任中国医师协会妇产科医师分会青年委员会委员，中国抗癌协会妇科肿瘤专业委员会青年委员会委员等职。

曾赴美国加州大学洛杉矶分校（UCLA）及Memorial Sloan Kettering 肿瘤中心研修妇科肿瘤手术。专长宫颈癌等妇科恶性肿瘤的手术治疗，尤其擅长腹腔镜微创技术。主持包括国家自然科学基金在内的科研课题 5 项，发表论文 10 余篇。

序

我们有意以这部书，是鼎之所尖，迎接发展和挑战的，别开生面的科普著作。它将宫颈癌根治化疗新方法和服腔镜微创新外科技术结合，形成独具特色的临床实践成果。

纵观全书，突出了三个特点：

先进性。本书以宫颈癌根治术部分融为纲，以服腔镜手术新技术为领，将动人的新颖医卷，将理论和技术熔于一炉，突出热点、亮点、要点和观点。

独特性。作者清除术、全腔镜主神经保护术，其在新理大波尚年身的 LACC，书中坦诚地发表了自己的德论和观点。

实用性。本书立足于实用、实战、实践、又图并茂、语言简练、言简图丰，并配以二维码，可适时视频播放，可谓思量周全、用心良苦矣。

创新性。全书虽然有着丰富特别之理论与材料基础，但呈现给读者的无论是何以经验、何以手术、何以改变和何以语言，都有相当的创新性。无论从体例章节、技术表述，都不落窠臼、突破旧套，令人耳目一新，兰取善焉。

所以，我喜欢追新、共享新知，乐为序成，一并及给著者的欢心敬意！

郎景和
二〇一九年八月廿八日

前言（一）

一直以来，宫颈癌在世界范围内都是严重威胁妇女健康的常见妇科恶性肿瘤。近年来，随着人乳头瘤病毒（human papillomavirus，HPV）疫苗的应用和早诊早治工作的开展，宫颈癌的发病在未来必将得到有效的防控。但在一段时间内，仍然会有大量的早期宫颈癌患者需要接受根治性手术治疗。

宫颈癌根治术发展至今已有一百多年的历史。最初由奥地利妇科专家 Wertheim 建立，后来又由 Schauta、Meigs、冈林秀一等不断完善。1974 年 Piver 5 型分类法的提出，规范了宫颈癌根治性手术的切除范围，具有里程碑意义。Piver 5 型分类法是以骶主韧带的切除宽度作为标准界定子宫的切除范围，观念老旧，解剖标志不够精准，不能体现当今宫颈癌根治术的新理念和新技术，虽然目前还在沿用，但逐渐会被淘汰。

2008 年提出的 Querleu-Morrow 分型（简称 Q-M 分型）是宫颈癌根治性手术的最新分型方法。

这个分型系统在 2017 年得到完善,其特点是采用盆腔内清晰的解剖结构(如器官、血管、神经等)作为标志来界定子宫的切除范围,比 Piver 5 分型中以骶主韧带切除宽度作为标志更加准确。Q-M 分型分为 A、B、C、D 4 型,为了突出宫旁淋巴结切除术及保留盆腔自主神经广泛性子宫切除术的重要性,Q-M 分型中还设 B2 亚型和 C1 亚型。另外,Q-M 分型的另一个新理念就是将子宫根治性切除方式和淋巴结处理方式分开描述。根据宫颈癌淋巴结逐站转移的特点,淋巴结切除的范围包括从盆腔、髂总、低位腹主动脉旁到高位腹主动脉旁的四级高度,淋巴结处理也由单纯的淋巴清扫,细化为前哨淋巴结活检、肿大淋巴切除、随机活检、淋巴结系统性切除及淋巴减瘤 5 种方式。除了手术范围以外,Q-M 分型还纳入了手术所采用的入路和技术类型,其中就包括腹腔镜、机器人等微创技术。

Q-M 分型体现了"尺度标准化,手术个体化"这一宫颈癌手术治疗的新理念,取代 Piver 5 分型是大势所趋。目前,Q-M 分型已经出现在美国癌症网络(National Comprehensive Cancer Network,NCCN)等的指南当中,充分说明其已经成为指导临床实践的"金标准"。更值得关注的是,越来越多的学术期刊发表的关于宫颈癌的研究文章要求采用 Q-M 分型来描述根治性手术的类别。

然而,Q-M 分型临床尚未普及,其中包含的各型手术尚无标准化式式,临床应用指征也有待探讨。因此，Q-M 分型目前还只是一个框架，但也提供了一个非常好的交流平台。本书纳入采用 Q-M 分型标准完成的几种类型手术，其中包括中国医学科学院肿瘤医院提出的 C1 型手术的简化术式。为了帮助读者更好地理解，本书特意展示一些我们自己积累的与 Q-M 分型相关的解剖学资料。这些手术虽不是标准，但可以说是很好的样本，主要是传达 Q-M 分型的重要理念，更多的是起到抛砖引玉的作用，供广大同道交流，以便做好未来新分型的临床推广和应用。

李诚

2019 年 6 月　北京

前言（二）

在妇科肿瘤领域，腹腔镜手术得到了日趋广泛的应用，除具有创伤小、出血少、恢复快的优点外，腹腔镜手术视野清晰、操作精细，特别适合妇科肿瘤的解剖性手术。

宫颈癌根治性手术就是典型的解剖性手术，需要把盆腔几乎所有结构都清晰暴露后，再进行病灶切除，所以医学大家说"一台宫颈癌根治性手术就是一堂生动的盆腔解剖课"。腹腔镜在此具备的优势是显而易见的。20 世纪 90 年代，法国妇科肿瘤专家 Darget 首次完成了腹腔镜宫颈癌根治术，此后通过二十多年的临床经验和研究积累证实了腹腔镜的应用价值。本书就是通过腹腔镜高清的术野画面向大家展示 Q-M 各型手术的技术要点。尽管目前腹腔镜技术应用于宫颈癌根治术还被质疑，但追求微创的大趋势是不会改变的。多数专家认为，可以通过加强无瘤操作来消除微创手术对患者预后的影响，在本书中我们特别介绍了一种"非举宫"的腹腔镜宫颈癌手术。

腹腔镜手术离不开先进器械的应用。"工欲善其事，必先利其器"。掌握这些先进的器械也是我们完成复杂的宫颈癌根治性手术的前提。腹腔镜手术以应用能量器械为主，主要包括单极、双极器械，血管闭合切割系统和超声刀等。能量器械的大量应用提高了手术效率，但电热损伤也增加了手术并发症的发生率。在本书中，我们对能量器械的工作原理和使用方法进行了讲解。此外，本书也特别介绍了我们提出的"低能量操作法"。这种方法在处理宫旁组织时，先采用低能量的超声刀进行精细分离，再采用血管夹闭合血管，有效减少出血，并减少热损伤，效果优于传统的双极电凝法。

"不但讲手术，更多讲技术，特别讲技巧"。本书在突出 Q-M 分型的新理念的同时，也将我们的手术技术及操作技巧倾囊相授。希望能给广大同道带来收获。

2019 年 6 月　北京

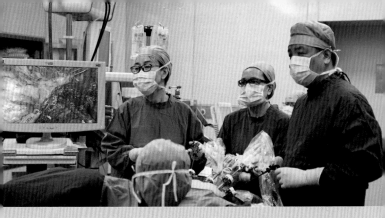

Contents 目　　录

第1章　Q-M 新分型的手术理念及应用解剖

一、Q-M 新分型的手术理念

1974 年 Piver 提出了 5 型分类法，首次规范了宫颈癌根治性手术的切除范围，这是为宫颈癌手术制定的第一个标准，目前已经指导临床 40 多年，为大家所熟知。Piver 分型法以子宫骶韧带、主韧带的切除宽度和阴道切除的长度作为标准界定子宫的切除范围（图 1-1），这个切除宽度是用"从中间切除""全部切除"等模糊词语来定义的，而且非常主观，缺乏精确而客观的解剖标志。另外，阴道切除长度过长，影响患者生活质量，这些都不符合当今手术理念。

2008 年提出的 Q-M 分型是宫颈癌根治性手术的最新分类方法，这个分型系统在 2017 年进一步完善（表 1-1）。2017 版的分型总体来说具有 3 个特点：①新分型也不再强调子宫骶韧带、主韧带两个所谓"韧带"的切除，而是强调对腹侧、侧方和背

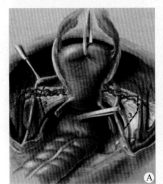
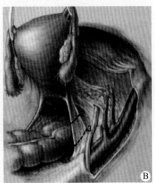
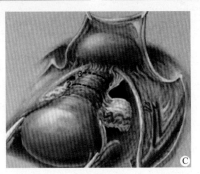

图 1-1　Piver 分型 Ⅱ 型与 Ⅲ 型手术的切除范围

A. 主韧带的切除范围；B. 骶韧带的切除范围；C. 阴道的切除长度

（图中线 2 表示 Piver 分型 Ⅱ 型手术切除范围，图中线 3 表示 Piver 分型 Ⅲ 型手术切除范围）

侧 3 个方向上所有宫旁组织的切除，即"三维化"切除；②切除的宫旁组织不但包括韧带，还包括血管、神经、淋巴、脂肪等不同结构，新分型要求对这些不同结构进行分别处理，并采用盆腔内清晰的解剖结构作为标志来界定子宫的切除范围，如输尿管、子宫动脉、髂内血管、直肠、膀胱等，即"淡

表 1-1　Q-M 宫颈癌根治性手术分型（2017）

分型	对应术式	输尿管处理	子宫动脉处理	侧方宫旁组织切除	腹侧宫旁组织切除	背侧宫旁组织切除	阴道切除	今后可能适应证
A	介于筋膜外子宫切除术和改良根治术之间	识别但不游离	于输尿管内侧切断	输尿管与宫颈之间	最小切除	最小切除	<1 cm	原位癌；早期浸润癌；晚期癌放射治疗、化学药物治疗后手术
B1	改良根治术	"隧道"顶部打开与侧推	输尿管上方切断	输尿管水平	部分切除膀胱宫颈韧带	子宫骶韧带在子宫直肠腹膜反折处切断	切除 1 cm	早期浸润癌或偏早的 I B1 期、根治性宫颈切除
B2	B1+宫旁淋巴结切除术	同 B1	同 B1	同 B1，再切除宫旁淋巴结	同 B1	同 B1	同 B1	与 B1 型的适应证没有明确的区分
C1	NSRH	完全游离	髂内动脉	髂血管内侧水平（保留盆腔内脏神经）	膀胱水平（保留神经膀胱支）	直肠水平（保留腹下神经）	切除 2 cm 或根据实际需要	I B1 期深可受度；I B2～ II A2 期根据情况

（待续）

（续表）

分型	对应术式	输尿管处理	子宫动脉处理	侧方宫旁组织切除	腹侧宫旁组织切除	背侧宫旁组织切除	阴道切除	今后可能适应证
C2	经典的宫颈癌根治术	同C1	同C1	髂血管内侧水平（不保留盆腔内脏神经）	膀胱水平（不保留膀胱支）	骶骨水平（不保留腹下神经）	同C1	ⅠB2~ⅡA2期，不适合C1型术患者
D1	侧盆扩大根治术	完全游离	连同髂内血管切除	盆壁血管切除	膀胱水平	骶骨水平	根据需要	ⅡB期
D2	侧盆廓清术	同D1	同D1	盆壁肌肉筋膜切除	根据情况	根据情况	根据需要	盆腔侧壁复发

化韧带，强调结构"原则；③ Q-M 分型在对阴道切除上偏于保守，要求根据病情切除 1～2 cm 长的阴道，目的是改善患者的生活质量。这些都体现了新分型"标准化、精细化和个体化"的特点。

二、Q-M 新分型的应用解剖

Q-M 分型的提出是建立在新的盆腔解剖学理念上的。这里就利用本书作者自己的一些解剖学研究资料来给大家介绍一下新分型相关的解剖学观点。这里所展示的资料来自一具女性新鲜尸体的盆腔大体解剖。

❶ Piver 分型的"二维化"宫旁组织

以往的观点认为，主韧带和子宫骶韧带是子宫的主要支持韧带，子宫与侧方盆壁相连的结构就是主韧带，与骶骨连接的结构就是子宫骶韧带，而这些并不是细化的解剖结构（图 1-2）。基于 Piver 分型的根治手术就是大把钳夹这两个韧带来扩大切除子宫范围。切除宽度也是凭很模糊、主观的估计。由于未对宫旁组织中的血管及神经进行精细化分离，传统的根治性手术容易发生术中出血，并常常导致盆腔自主神经损伤，造成术后膀胱、直肠功能障碍。这种"眉毛胡子一把抓"的手术理念应该被摒弃。

❷ Q-M 分型的"三维化"宫旁组织

Q-M 分型主张利用一套清晰的解剖结构作为

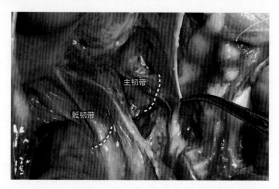

图 1-2 传统手术的主韧带、骶韧带定位

标准，因此手术要尽量将宫旁组织解剖细化到结构水平，在此基础上再完成子宫切除才能符合新分型的要求。Q-M 分型宫旁组织的切除分为背侧、侧方和腹侧三个方向（图 1-3）。背侧宫旁组织是真正的子宫支持韧带，包括子宫骶韧带和阴道直肠韧带

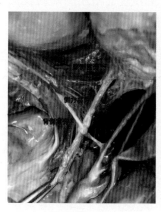 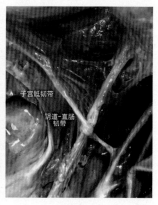

图 1-3 Q-M 分型手术的三维切除方向

图 1-4 右侧背侧宫旁组织的解剖结构

（图 1-4），新分型对背侧宫旁组织的切除标准由小到大分别是最小切除（A）、子宫直肠腹膜反折处切除（B）、直肠水平切除（C1）及骶骨水平切除（C2、D）（图 1-5）。侧方宫旁组织曾经指主韧带，但解剖上的主韧带并没有韧带的作用，是由子宫的血管、淋巴组织和下方自主神经结构组成的复合结构，是子宫的供应体系（图 1-6）。新分型对侧方宫旁组织的切除标准由小到大分别为输尿管与宫颈之间切除（A）、输尿管水平切除（B）、髂内血管内侧水平切除（C）、盆壁血管水平切除（D1）和盆壁肌筋膜水平切除（D2）（图 1-7）。腹侧宫旁组织是指膀胱宫颈韧带前后叶组织，实际上是膀胱静脉丛的几根静脉分支，是子宫深静脉的属支（图 1-8）。新分型对腹侧宫旁组织的切除标准由小到大分别为最小切除（A）、部

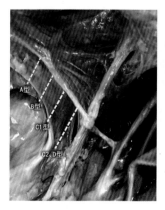

图 1-5　Q-M 分型手术的背侧宫旁组织切除范围

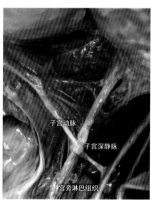

图 1-6　右侧侧方宫旁组织的解剖结构

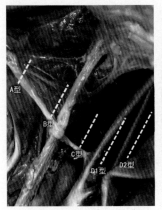

图 1-7 Q-M 分型手术的侧
　　　方宫旁组织切除范围

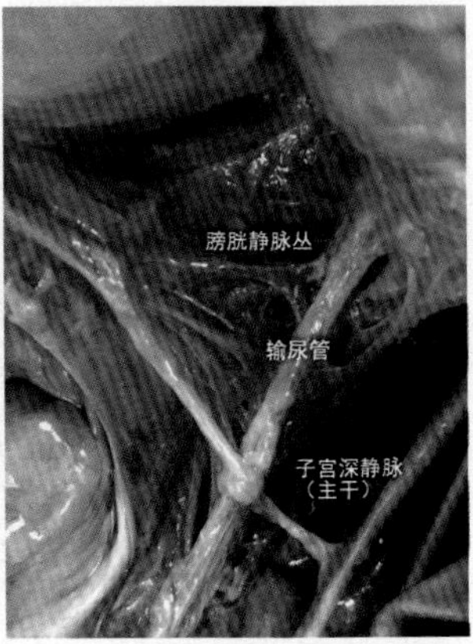

图 1-8 右侧腹侧宫旁组织的
　　　解剖结构

分切除（B）和膀胱水平切除（C、D）（图 1-9）。

③ 子宫动脉

Q-M 分型中也将子宫动脉处理作为重要的分型标准单独列出。子宫动脉的切除标准为输尿管内侧切断（A）、输尿管上方切断（B）、髂内动脉处切断（C）和连同髂内血管一起切除（D）（图 1-10）。在根治性宫颈切除术（B1）中可切断子宫动脉的下行支，保留上行支。

④ 输尿管 "隧道"

输尿管的处理方法也是新分型的重要标准之一。除了 A 型手术只是要求识别以外，其他几型手术都要处理输尿管 "隧道"。处理输尿管 "隧道" 一般分

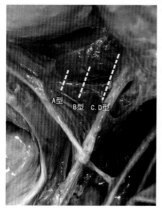
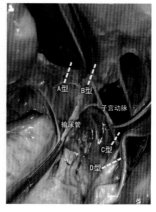

图 1-9　Q-M 分型手术的腹 侧宫旁组织切除范围

图 1-10　Q-M 分型手术的 子宫动脉切除范围

为两步，首先要识别解剖上真正的"桥下流水"结构，子宫动脉跨越输尿管发出滋养支到输尿管形成"桥墩"（图 1-11）。B 型手术在输尿管"隧道"顶部切断子宫动脉，保留了部分滋养支，进而增加输尿管的血供。C 型手术则要求将子宫动脉由髂内发出部位切断、翻起，就会将滋养支全部切断，做到"过河拆桥"，这样可以使输尿管与子宫动脉分离。处理滋养支是完成输尿管处理的第一步。再往膀胱方向解剖，就可以看到输尿管上方横跨膀胱和宫颈之间的一根小血管（称为膀胱宫颈血管或膀胱浅静脉），把输尿管拉向宫颈，形成"膝部"，术中将这个血管细致分离并切断，输尿管就可以与膀胱一起外推。如果将输尿管全部游离，就要注意输尿管下方的膀胱静脉丛，即膀胱宫颈韧带后叶（图 1-12），这个地方

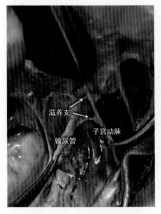 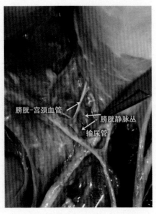

图 1-11　右侧子宫动脉跨越　图 1-12　右侧膀胱宫颈韧带的
　　　　输尿管的解剖结构　　　　　　解剖结构

是手术主要的出血区域。术者只要掌握好解剖层次，就可以减少根治术中处理输尿管的难度。

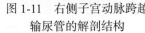 宫旁淋巴结

　　Q-M 分型还将 B 型手术分为 B1 和 B2 型两个亚型。B2 型手术指在 B1 型范围上对宫旁淋巴结进行单独切除。解剖上可以看到宫旁淋巴结位于子宫动脉下方，分布于子宫深静脉周围（图 1-13）。如果去除宫旁的淋巴脂肪组织后，就可以清晰暴露子宫深静脉（图 1-14）。盆腔淋巴结清扫并不包括这组淋巴结，但这组淋巴结距离宫颈原发肿瘤最近，很容易遗漏转移病灶。因此，新分型特别强调了对这组淋巴结的切除。

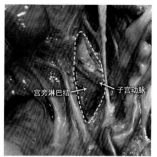

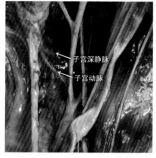

宫旁淋巴结　子宫动脉

子宫深静脉
子宫动脉

图 1-13　右侧宫旁淋巴脂肪
　　　　　组织的解剖

图 1-14　去除宫旁淋巴脂肪
　　　　　组织后的右侧宫旁组织解剖

6　盆腔自主神经结构

　　Q-M 分型指出，C1 型手术就是保留盆腔自主神经的广泛性子宫切除术，今后将以 C1 型为宫颈浸润癌的主流手术，但是这种手术难度较大，主要难度来源于解剖盆腔自主神经微小结构的操作。从解剖上可以看到盆腔自主神经分为两组，上腹下神经丛由骶前汇集成左右两束腹下神经，呈平面状沿着输尿管下方进入盆腔，这就是所说的神经平面（图 1-15）。在输尿管下方，腹下神经与来自子宫深静脉下方的盆腔内脏神经汇合，形成下腹下神经丛的膀胱支，来支配膀胱。在宫旁部位，下腹下神经丛与子宫深静脉的属支彼此交错，关系极为密切，如果按照 C1 型的标准方法，将子宫深静脉主干切断向子宫方向翻起，对下方神经丛的损伤就会难以避免（图 1-16）。

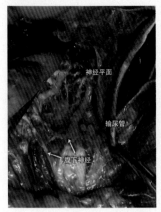

图 1-15　右侧神经平面解剖　　图 1-16　右侧神经平面解剖
　　结构（骶前位置）　　　　　结构（宫旁位置）

但是如果将输尿管与下方的神经平面一起保留，在输尿管下方的神经平面内侧来切断子宫深静脉的属支，就会将整个神经结构保存得比较完整，而且会降低操作难度。这就是建立 C1 型简化术式的解剖学基础（图 1-17）。

⑦ 盆腔淋巴结及侧盆壁结构

完成一台广泛性子宫切除及盆腔淋巴结清扫手术就等于将侧盆壁结构完全骨骼化。所以，需要将侧盆壁解剖结构烂熟于心。骨盆由耻骨、髂骨、骶骨和尾骨围起，盆底为肛提肌和梨状肌，侧盆壁为腰大肌、髂腰肌和闭孔内肌，内填充大量的淋巴脂肪组织。彻底清除右侧盆腔淋巴脂肪组织后，可见被其包绕盆腔的血管、神经及器官（图 1-18）。宫

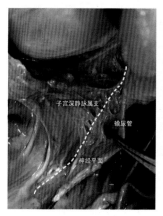

图 1-17　简化 C1 型手术的宫旁组织切除范围（右侧）

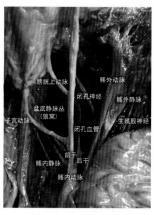

图 1-18　右侧盆壁解剖结构（髂外血管内侧）

颈癌根治术包括盆腔淋巴结清扫和子宫广泛切除两个手术区域，以髂内动脉作为分界，所以一般手术需要先解剖出髂内动脉前干，以划定外侧的淋巴清扫区和内侧的子宫广泛切除区。髂内动脉前干发出子宫动脉和膀胱上动脉，广泛切除子宫时需要由起始部切断这两根血管。髂内动脉后干发出直肠中动脉、膀胱下动脉、阴部内动脉、闭孔动脉、臀上动脉、臀下动脉、髂腰动脉等多个分支，均无必要切断。髂外动脉与髂外静脉两根大血管伴行，一般变异不大。但是，髂内静脉的属支遍布于盆底，变异较大，形成宫旁组织、闭孔和骶前多个静脉丛。盆腔淋巴结清扫至闭孔神经下方时，经常会遭遇与闭孔神经平行的闭孔动脉及闭孔底部的静脉丛，造成难以控制的出血，这一部位被称为"狼窝"。

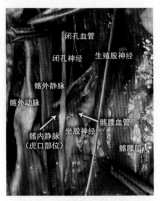

图 1-19　右侧盆壁解剖结构
（髂外血管外侧）

进行彻底的淋巴结切除，手术需沿着侧盆壁进行，通常采用外侧入路法，清除髂血管与髂腰肌之间的淋巴脂肪组织。外侧入路可以"无盲点"地暴露侧盆壁的关键解剖结构（图 1-19）。比如暴露髂内、外静脉的分叉部位，这个部位髂内静脉损伤很难修补，因此被称为"虎口"。"虎口"也是闭孔神经最常见的断点，外侧入路可以全程清晰暴露闭孔神经。闭孔神经下方有腰骶干与之伴行，中间有髂腰血管横跨，组成两组神经中间夹一层血管的"三明治"结构。髂腰血管止血可能损伤腰骶干，发生术后坐骨神经功能障碍并发症。除此之外，还要注意保护腰大肌表面的生殖股神经，至尾侧会发出股支和生殖支两支。

宫颈癌根治术后，应保留沿盆壁方向纵行分布的10 个解剖结构，戏称"伸出十根手指头"，那就是髂外动脉、髂外静脉、髂内动脉、髂内静脉、闭孔血管、生殖股神经、闭孔神经、腰骶干、盆腔自主神经丛平面、输尿管，每做一台手术都要"清点"。"每一台宫颈癌手术都是一堂生动的解剖课"，先将所有的正常结构都解剖出来，再切除病变组织，不失为宫颈癌手术的真谛所在，也是新分型对我们的要求。

第 2 章 　A 型 手 术

对应术式　介于筋膜外子宫切除术和改良根治术之间

输尿管处理　识别但不游离

子宫动脉处理　于输尿管内侧切断

侧方宫旁组织切除　输尿管与宫颈之间

腹侧宫旁组织切除　最小切除

背侧宫旁组织切除　最小切除

阴道切除　<1 cm

今后可能适应证　原位癌；早期浸润癌；晚期癌放射治疗、化学药物治疗后手术

一、概　　述

　　宫颈癌根治性 A 型手术并非普通筋膜外子宫切除术，也并非对应 Piver I 型手术的切除范围。2017 年修订的 Q-M 分型所提出的 A 型手术是一种新术式，一种具有根治性质的术式，即所谓"最小根治"（minimal radical surgery），范围介于筋膜外子宫切

除与改良根治手术之间。由于目前对于不具备危险因素的早期宫颈癌患者的宫旁组织切除范围趋于保守，所以 Q-M 分型提出了 A 型手术，最小化地切除宫旁组织。指征上除宫颈癌癌前病变以外，今后还将适用于低危的早期宫颈癌（如 I B1 期，肿瘤直径＜2 cm，无深间质浸润，无淋巴-脉管间隙受侵），这部分患者在充分评估宫旁和盆腔淋巴结转移低风险后（如前哨淋巴结术中活检冰冻病理未发现转移），可以考虑实施 A 型手术。Q-M 分型提出 A 型手术的指征也适合晚期患者放射治疗、化学药物治疗后的补充子宫切除。

A 型手术是具有一定根治性质的手术，与普通筋膜外子宫切除不同，A 型手术需要切除小范围的宫旁组织，通常宫旁韧带的切除范围保持在 0.5 cm，不要求切除宫颈旁组织，但切忌切入宫颈筋膜以内。为了切除宫颈近阴道穹窿部位的病灶，需要保持一定的阴道切缘，通常在 1 cm 以内。由于要切除一定的宫旁组织，A 型手术要求术中辨识输尿管走行，但不游离输尿管，在宫颈和输尿管之间切断子宫的韧带，保证宫颈的完整切除及宫旁组织的小范围切除。A 型手术操作上具有一定复杂性，特别是在不游离输尿管的条件下切除宫旁组织，增加了输尿管损伤的概率，尤其是面临能量器械电热损伤的风险。因此，建议由具备子宫广泛性切除经验的资深妇科肿瘤医生来完成手术。

二、手术步骤与技术要点

① 打开腹膜并处理圆韧带

沿着髂血管走向打开侧盆腔腹膜，在中部位置切断圆韧带以方便腹膜外操作（图2-1）。由于A型手术是一种根治性质的手术，所以手术先大范围打开腹膜，便于辨识输尿管等腹膜外结构。

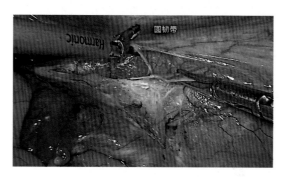

图2-1 切断右侧圆韧带

② 附件处理

对于要切除附件的患者，需要高位电凝切断骨盆漏斗韧带（图2-2），进行此操作时要注意辨识输尿管走行，避免电热传导损伤输尿管的问题。这里如果把骨盆漏斗韧带血管裸化将有助于双极电凝的准确凝闭。保留卵巢的患者在电凝、切断固有韧带后，将卵巢和悬韧带尽量向头侧游离。这样做是为

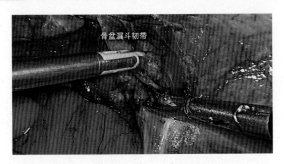

图 2-2　高位切断右侧骨盆漏斗韧带

了给下一步腹膜外操作创造更大的空间，这些步骤都是为了扩大侧盆壁腹膜外的术野，为后面识别输尿管的操作创造条件。

③　输尿管的识别

打开阔韧带后叶腹膜，于侧盆壁暴露输尿管的走行（图 2-3）。A 型手术输尿管的处理方法是识别而不游离，所以应在侧盆壁腹膜外充分暴露输尿管走行。

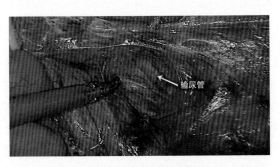

图 2-3　识别右侧输尿管

④　背侧宫旁组织处理

在距离宫颈 0.5 cm 处切断子宫骶韧带（图 2-4）。A 型手术要求最小范围切除子宫骶韧带，所以没有必要打开子宫直肠反折腹膜。手术先处理子宫骶韧带，有利于增加子宫活动度，便于侧方宫旁组织的暴露，为下一步操作创造条件。

视频 2-1　右侧输尿管识别与子宫骶韧带切除

手术操作见视频 2-1。

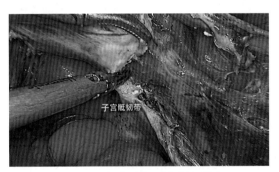

子宫骶韧带

图 2-4　切断右侧子宫骶韧带

⑤　下推膀胱

打开膀胱子宫腹膜反折，分离膀胱宫颈之间的间隙，下推膀胱（图 2-5）。根治性手术充分下推膀胱是一个很好的操作习惯，不但要向正下方推，还要利用阴道旁间隙向外侧方下推。将膀胱向腹侧牵拉，利用超声刀分离出正确的层次是很重要的。将

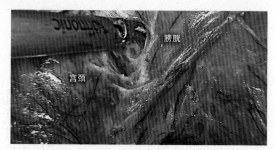

图 2-5　下推膀胱

膀胱下推到宫颈以下一段距离，这样既有利于保护膀胱输尿管，又利于切除部分阴道，也便于缝合残端。

手术操作见视频 2-2。

视频 2-2　下推
膀胱

⑥ 侧方宫旁组织处理

在输尿管和宫颈之间夹闭、切断子宫动脉及宫旁组织。通过子宫前方和后方的一系列准备，输尿管走行得到了清晰识别，并且创造了一定长度的宫旁安全切除空间。这样就可以非常从容地处理子宫动脉及宫旁组织（图 2-6、2-7）。一般的筋膜外子宫切除在处理宫旁组织时要求贴近宫颈，A 型手术要求在输尿管和宫颈之间切断宫旁组织，保持 0.5 cm 的切除范围。由于 A 型手术宫旁组织切除向侧方扩大，为了减少双极电凝对邻近输尿管的热损伤，推荐使用血管夹夹闭宫旁组织的方法。

手术操作见视频 2-3。

视频 2-3　右侧
侧方宫旁组织
切除

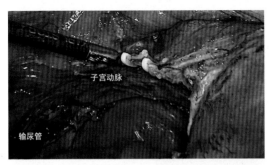

图 2-6　在输尿管和宫颈之间切断左侧子宫动脉

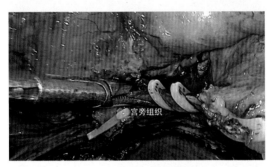

图 2-7　切断左侧宫旁组织

7 阴道切开

　　距离穹窿 1 cm 处环形切开阴道，切除子宫体。经阴道取出手术标本，再缝合阴道残端。由于前面充分地下推了膀胱，使得切除部分阴道、缝合残端操作变得非常容易。

　　手术操作见视频 2-4。

视频 2-4　子宫标本切除与阴道残端缝合

8 标本检查

检查手术标本可以看到阴道切除长度接近 1 cm，宫旁组织宽度达到 0.5 cm（图 2-8、2-9）。达到了 A 型手术标准。

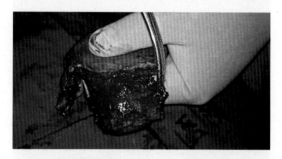

图 2-8 切除标本包括 1 cm 的阴道

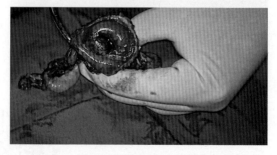

图 2-9 切除标本包括 0.5 cm 的宫旁组织

第 3 章 B1 型手术

对应术式 改良根治术

输尿管处理 "隧道"顶部打开与侧推

子宫动脉处理 输尿管正上方切断

侧方宫旁组织切除 输尿管水平

腹侧宫旁组织切除 部分切除膀胱宫颈韧带

背侧宫旁组织切除 子宫骶韧带在子宫直肠腹膜反折处切除

阴道切除 切除 1 cm

今后可能适应证 早期浸润癌或偏早的 I B1 期（FIGO 2018），根治性宫颈切除

一、概　　述

Q-M 分型中 B 型手术与 Piver 分型中的 II 型（改良根治术）相对应。根据切除宫旁淋巴结与否，分为 B1 型手术（不切除宫旁淋巴结）和 B2 型手术（切除宫旁淋巴结）两种亚型。B 型手术虽然近似于改良根治术，但理念是不同的，切除范围也不尽相同。B 型手术和改良根治手术对于输尿管的处理方

法也是一致的，都是从顶部打开输尿管"隧道"之后，将输尿管侧推。但基于 Piver 分型的改良根治手术的理念是保留末端输尿管的血运，防止术后输尿管缺血引起的瘘形成。改良根治术宫旁主韧带的切除是以韧带中点为标志的，子宫骶韧带的切除也是按照术中估计切除 1/2。按照这种标准来判断手术切除范围必然是比较主观的，而 Q-M 分型的理念是以明确的解剖标志来定义宫旁组织的切除范围。在 B 型手术中，输尿管是作为侧方宫旁组织切除的标志，切除范围就定义在输尿管"隧道"水平。这个范围虽然与改良根治术切除主韧带 1/2 的描述近似，但标准更加客观。此外，B 型手术背侧方宫旁组织的切除范围也定义在子宫直肠腹膜反折水平，摒弃了改良根治中子宫骶韧带切除 1/2 的模糊概念。另外，当前观点认为，对于无阴道受侵的早期浸润癌患者，切除过多的阴道并不能使患者受益，反而会影响患者术后的生活质量。因此，B 型手术也摒弃了改良根治术切除阴道上 1/3 这一标准，而是将阴道切除长度定为 1 cm，这一点较改良根治术有较大不同。

B 型手术也采用了宫旁组织切除"三维化"的概念，即切除范围不但包括侧方宫旁组织和背侧宫旁组织以外，还考虑到腹侧宫旁组织，要求切除一部分膀胱宫颈韧带。而 Piver Ⅱ 型改良根治手术并无腹侧宫旁组织切除的概念。B 型手术的背侧、腹侧、侧方宫旁组织及阴道切除的范围均不会伤及盆腔自主神经结构，因此不涉及保留盆腔自主神经的问题。

B1 型手术的技术要点是将输尿管"隧道"顶部打开，外推输尿管，并在输尿管"隧道"水平切除侧方宫旁组织，腹侧宫旁组织的膀胱宫颈韧带及背侧宫旁组织的子宫骶韧带只做部分切除，而且不对宫旁淋巴结进行单独处理。在 Q-M 分型中并未提及 B1 型手术的应用指征，但将保留生育功能的根治性宫颈切除术归为 B1 型。本书作者认为早期浸润癌（ⅠA2 期）应适合于 B1 型手术，另外对于局部病灶较小的浸润宫颈癌，如ⅠB1 期也适合。但本手术指征有待进一步商榷。

二、手术步骤与技术要点

① 附件处理

对于需要保留卵巢的年轻患者，手术开始时先进行卵巢保留操作。超声刀切断输卵管系膜至输卵管根部，电凝、切断卵巢固有韧带，再将卵巢及骨盆漏斗韧带向头侧游离至结肠旁沟部位。应注意保留骨盆漏斗韧带表面的腹膜，不要将血管过度裸化，便于悬吊卵巢时的缝合操作。先处理附件可以给下面的手术步骤创造更大的空间。

② 盆腔淋巴结切除

之后一步是进行盆腔淋巴结的切除。将髂血管周围及闭孔窝内的淋巴脂肪组织彻底清除。淋巴切除后，髂血管、输尿管等侧盆腔结构得以清晰暴露，便于下一步切除子宫的操作。

③ 输尿管识别

输尿管是 B1 型手术最重要的解剖标志，侧方宫旁组织的切除范围就是限于输尿管内侧。虽然 B1 型手术无须由起始部处理子宫血管和切除宫旁淋巴结，膀胱侧间隙和直肠侧间隙也无须暴露，但在进行宫旁组织切除前需要清晰显露输尿管的走行（图 3-1）。为了便于处理子宫骶韧带，输尿管也要与阔韧带后叶腹膜分离（图 3-2）。

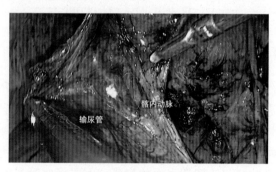

图 3-1　右侧输尿管识别

④ 背侧宫旁组织切除

在处理背侧宫旁组织时，先在子宫直肠腹膜反折处切开腹膜（图 3-3），下推直肠，在腹膜反折的位置切断子宫骶韧带（图 3-4）。子宫骶韧带是子宫的支持韧带，主要由纤维结缔组织组成，没有主要

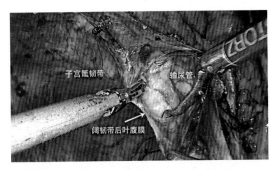

图 3-2　分离右侧输尿管与阔韧带后叶腹膜

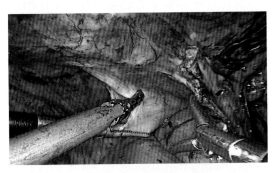

图 3-3　切开子宫直肠反折腹膜

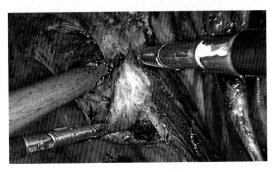

图 3-4　切断右侧子宫骶韧带

血管，所以使用超声刀就可以轻松切断。切除子宫骶韧带在根治性手术中相对容易，在切除子宫骶韧带后子宫的活动度增加，使后面的手术步骤，特别是腹侧宫旁组织处理变得容易，所以一般按照"先背后腹"的操作顺序。B1 型手术要求以子宫直肠腹膜反折水平作为解剖标志切除子宫骶韧带，大概相当于切除了子宫骶韧带的 1/2。在这个水平切除子宫骶韧带不会伤及输尿管下方的腹下神经（图 3-5）。

视频 3-1　背侧宫旁组织切除

手术操作见视频 3-1。

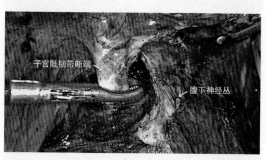

图 3-5　右侧子宫骶韧带断端与腹下神经丛关系

⑤　下推膀胱

在处理侧方和腹侧宫旁组织之前，先打开膀胱子宫腹膜反折，分离膀胱宫颈之间的间隙，下推膀胱。腹腔镜下推膀胱要点是把膀胱尽量向上牵拉，找到疏松组织界限，由中央向两侧扩大。这个地方的血管一般来自膀胱壁，分清膀胱与阴道之间的界

限就不会引起出血（图 3-6）。与 A 型手术比较，B1
型手术切除宫旁组织及阴道的范围
有所增宽，因此下推膀胱的深度也
相应增加。向外侧方下推膀胱，暴
露阴道旁间隙，将有利于下一步处
理输尿管"隧道"的操作（图 3-7）。

视频 3-2　下推
膀胱

　　手术操作见视频 3-2。

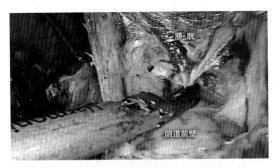

图 3-6　分离膀胱与宫颈间隙

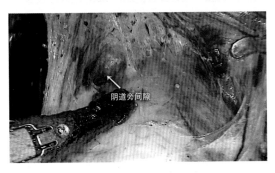

图 3-7　暴露阴道旁间隙

⑥ 子宫动脉的处理

B1 型手术子宫动脉的切断位置选择在输尿管的正上方。在这个位置切断子宫动脉后，就可以在输尿管"隧道"水平切除侧方宫旁组织（图 3-8）。此外，在输尿管上方切断子宫动脉，还可以使大部分的输尿管滋养支不被破坏，增加输尿管的血运。切断子宫动脉前，需要对其进行适当的裸化，与输尿管之间创造一定的安全距离（图 3-9）。在输尿管上方进行子宫动脉电凝，电热传导可能危及输尿管。采用

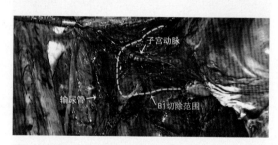

图 3-8　B1 型手术宫旁组织切除范围

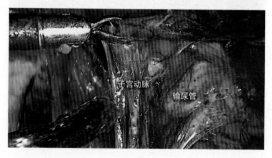

图 3-9　创造子宫动脉与输尿管之间安全距离

血管夹夹闭、超声刀切断子宫动脉的方法止血更加确切，而且不存在电热损伤问题（图 3-10）。

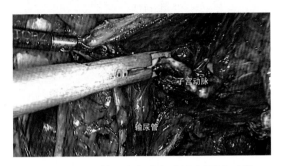

图 3-10　输尿管上方闭合切断左侧子宫动脉

7 输尿管的处理

B1 型手术的输尿管处理方法是把"隧道"顶部打开，并侧推输尿管。通过精细分离可以发现输尿管"隧道"的顶部是由横跨的子宫动脉和膝部的膀胱浅静脉组成，扩大阴道旁间隙可以减少输尿管"隧道"处理的长度（图 3-11）。这一步骤需先在输尿管上方切断子宫动脉，再切断膝部与宫颈连接的膀胱浅静脉。处理完这两个解剖结构后，就可以轻松将输尿管外推。充分利用间隙，再对输尿管周围的解剖结构进行精细处理后，就可以发现输尿管"隧道"其实并不存在，只是一个人为的概念。

手术操作见视频 3-3。

视频 3-3　右侧子宫动脉及输尿管处理

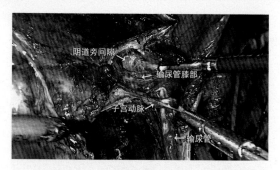

图 3-11　右侧输尿管"隧道"解剖

⑧ 侧方宫旁组织切除

输尿管外推以后，依次处理侧方宫旁组织和腹侧宫旁组织。侧方宫旁组织就是以前说的"主韧带"，在 Q-M 分型中删除了"主韧带"的概念。侧方宫旁组织由子宫的血管、周围的淋巴脂肪组织及深部的自主神经结构组成。B1 型手术在输尿管"隧道"水平切除侧方宫旁组织，主要是切除子宫深静脉的子宫属支及周围疏松组织。这些静脉属支变异较大，有时不止一根，常与膀胱的静脉形成静脉丛结构，经常引起出血。处理要点是利用向对侧摆动子宫和同侧牵拉输尿管，尽量将宫旁组织展开，再用超声刀小心分离静脉周围的疏松间隙，对静脉进行裸化、闭合、切断。大的静脉分支可以借助血管夹来夹闭，比双极电凝止血更加可靠（图 3-12）。

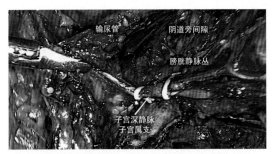

图 3-12　左侧侧方宫旁组织切除

⑨ 腹侧宫旁组织切除

腹侧宫旁组织是指膀胱宫颈韧带后叶，由膀胱中静脉和膀胱下静脉组成。这些静脉都是子宫深静脉的属支，变异也很大。盆腔自主神经丛的膀胱支就位于膀胱宫颈韧带后叶的外下方。B1 型手术只要求切除部分膀胱宫颈韧带，因此不会损伤盆腔自主神经结构。与侧方宫旁组织处理要点一样，也是尽量对静脉进行逐根裸化、闭合、切断。处理膀胱宫颈韧带时，利用阴道旁间隙来缩短操作距离非常重要。这个部位推荐采用血管夹来夹闭静脉，以免双极电凝对盆腔自主神经的电热损伤（图 3-13）。

视频 3-4　左侧侧方及腹侧宫旁组织切除

手术操作见视频 3-4。

⑩ 阴道切除

距离阴道穹窿 1 cm 处环形切开阴道，切除子宫

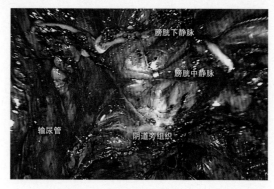

图 3-13 左侧腹侧宫旁组织切除

体，经阴道取出手术标本，再缝合阴道残端。切除子宫后，阴道旁组织有少量出血，无须反复电凝止血，将阴道旁组织与阴道一起缝合，可以起到很好的止血效果。

手术操作见视频 3-5。

视频 3-5 子宫标本切除及阴道残端缝合

⑪ 术后盆腔及子宫标本展示

术后盆腔检查可见宫旁组织切除限于输尿管内侧水平（图 3-14），检查手术标本可以看到阴道切除长度达到 1 cm，宫旁组织宽度约 2 cm，达到了 B1 型手术标准（图 3-15）。

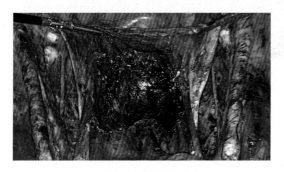

图 3-14　盆腔术后观

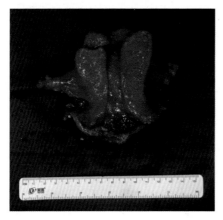

图 3-15　标本展示

第 4 章　B2 型 手 术

对应术式　B1＋宫旁淋巴结切除

输尿管处理　"隧道"顶部打开与侧推

子宫动脉处理　输尿管正上方切断

侧方宫旁组织切除　输尿管水平，再切除宫旁淋巴结

腹侧宫旁组织切除　部分切除膀胱宫颈韧带

背侧宫旁组织切除　子宫骶韧带在子宫直肠腹膜反折处切除

阴道切除　切除 1 cm

今后可能适应证　与 B1 的适应证（早期浸润癌或偏早的 I B1 期）尚未明确区分

一、概　述

宫颈癌根治性 B2 型手术是在 B1 的基础上增加了宫旁淋巴结切除术。在 Q-M 分型中首次将单独的宫旁淋巴结切除列入宫颈癌根治性手术中，显示出对这一组淋巴结的处理给予高度重视。

按照 Plentl 及 Friedman 提出的经典理论，宫颈癌的淋巴引流首先经宫旁淋巴结，再到达盆腔淋巴

结。宫旁淋巴结解剖位置与宫颈最为接近，理论上应为肿瘤淋巴转移"必经之路上的第一站"，其重要地位不言而喻。宫旁淋巴结转移也是宫颈癌预后不良的高危因素之一。然而，宫旁淋巴结却经常被临床及病理医师所忽略，多数文献也未重点强调。分析原因，可能是由于传统的宫颈癌根治性手术主张对宫旁组织（主韧带）采用"大把钳夹，整块切除"的处理方法，宫旁淋巴结常随宫旁组织一起切除，病理科对此取材不足，会导致漏检。

以往认为宫旁淋巴结是盆腔淋巴结的最内侧部分，彻底的盆腔淋巴结清扫可以一起清除这组淋巴结。目前的观点认为宫旁淋巴结位于髂内血管内侧的子宫血管周围，是侧方宫旁组织的一部分，不属于常规盆腔淋巴结清扫范围。按照 Yabuki 和 Höckel 提出的解剖新理念，侧方宫旁组织并非对子宫起支撑作用的主韧带，而是子宫的供应系统，包括供应子宫的血管、自主神经及宫旁淋巴组织。其中，宫旁淋巴结切除与根治性操作最为相关。像传统手术一样大把钳夹宫旁组织不但会导致不必要的血管和神经损伤，增加并发症，还会遗漏其中的宫旁淋巴结。Q-M 分型提出的 B2 型手术主张对侧方宫旁组织采用更为精细化的操作，通过单独切除宫旁淋巴结来增加对侧方根治性，且不增加并发症。宫旁淋巴结单独切除送检，避免了病理取材的不足，减少了对转移淋巴结的漏诊。B2 型手术的腹侧及背侧宫旁组织的切除范围并未扩展，这有别于 C

型手术。

　　B2型手术对于宫旁淋巴结的单独切除也是为了适应即将广泛开展的早期宫颈癌前哨淋巴结识别活检技术。宫旁淋巴结距离宫颈原发灶最近，多数情况都会是前哨淋巴结。中国医学科学院肿瘤医院前期利用生物活性染料进行早期宫颈癌前哨淋巴结识别研究，发现宫旁淋巴结是普遍存在的，而且大多数是前哨淋巴结。一部分宫旁淋巴结沿子宫动脉伴行的淋巴管分布，另一部分分布在下方的子宫深静脉周围（图4-1）。有时多个宫旁淋巴结散在分布（图4-2）。这些宫旁前哨淋巴结体积较小，而且容易受到附近宫颈原发部位注射的示踪剂干扰，术中反而不容易识别。已有多项研究发现宫旁部位的前哨淋巴结识别率远远低于盆腔。B2型手术对宫旁淋巴组织的单独处理有助于对这一区域前哨淋巴结的识别。术中应注意识别沿子宫动脉分布的淋巴结，

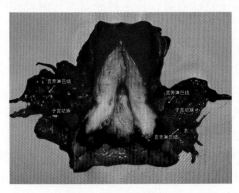

图4-1　宫旁淋巴结分布

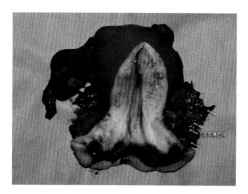

图 4-2 散在分布的左侧宫旁淋巴结

并对子宫深静脉周围的宫旁前哨淋巴结进行活检。识别失败的病例应对宫旁部位的所有淋巴脂肪组织进行切除。

除了单独切除宫旁淋巴结以外，B2 型手术的其他切除范围与 B1 型相同。侧方宫旁组织处理也要求在输尿管"隧道"水平切断子宫动、静脉，而不是髂内血管水平。如何在子宫血管外侧部分保留的情况下彻底切除周围的宫旁淋巴脂肪组织，技术上有待探讨。另外，本手术的指征在 Q-M 分型中并未提及，有待进一步明确。

二、手术步骤与技术要点

1 宫旁淋巴结单独切除

在进行盆腔淋巴结切除以后，B2 型手术要求对宫旁淋巴结进行单独切除。通过纳米炭炭黑标记，可以看到宫颈的淋巴引流经宫旁到达盆腔淋巴结（图4-3）。宫旁淋巴结与盆腔淋巴结实际上是延续性的，但人为用髂内动脉分成了两部分。盆腔淋巴结切除一般只切除髂内动脉外侧的淋巴脂肪组织。所以盆腔淋巴结清扫后还是会遗漏宫旁的淋巴结（图4-4）。宫旁淋巴结是距离宫颈最近的一组淋巴结，往往隐藏着转移灶，要彻底清除，不能遗漏。B2型手术对侧方宫旁组织处理就是强调对宫旁淋

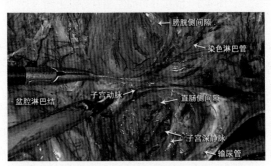

图4-3　纳米炭炭黑标记的左侧宫旁淋巴引流

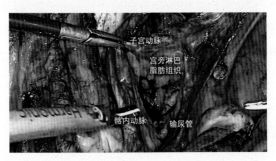

图4-4　左侧宫旁淋巴脂肪组织位置

巴结进行单独切除，对宫旁的血管进行裸化，但子宫血管的切除放在输尿管"隧道"水平。这种处理方法介于 B1 型和 C1 型手术之间，充分体现了 Q-M 分型的个体化处理特点。

视频 4-1　左侧宫旁淋巴结切除

　　手术操作见视频 4-1。

　　宫旁淋巴结切除术包括对两个部位的淋巴结进行切除，一个是与子宫动脉伴行的淋巴结，另一个是子宫深静脉周围的淋巴结。在宫颈注射纳米炭示踪剂，进行前哨淋巴结的识别时，可以看到纳米炭染黑的淋巴管沿着子宫动脉方向走行，这是一条非常重要的宫颈淋巴引流通路，这条淋巴链上就有小的宫旁前哨淋巴结，呈串珠样分布（图 4-5）。宫颈癌往往沿着这条通路经过宫旁前哨淋巴结，转移到髂血管周围的盆腔淋巴结。对这些黑染的宫旁淋巴管和淋巴结要进行单独切除（图 4-6）。B2 型手术强调对宫旁淋巴结进行单独切除，不仅为了提高 B

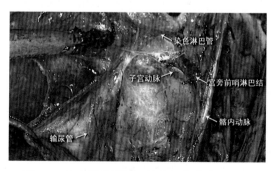

图 4-5　纳米炭炭黑标记的右侧宫旁淋巴引流

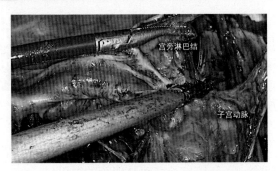

图 4-6　切除右侧沿着子宫动脉分布的宫旁淋巴结

型手术侧方宫旁组织的根治性，也为了提高宫旁部位前哨淋巴结的检出，以便配合今后宫颈癌前哨淋巴结识别技术的全面应用。

除了切除沿着子宫动脉分布的宫旁淋巴结以外，B2 型手术还要切除子宫深静脉周围的宫旁淋巴结。B2 型手术的技术要点是打开膀胱旁间隙和直肠旁间隙，暴露子宫深静脉，仔细分离侧方宫旁的结构，尽量整块切除子宫深静脉周围的淋巴脂肪组织（图 4-7）。切除宫旁淋巴脂肪组织的外侧界位于闭孔神经的内侧深部，常规的盆腔淋巴结清扫并未达到这个界限。侧方宫旁组织就是以前说的主韧带，新的 Q-M 分型中摒弃了主韧带这个概念，强调了侧方宫旁组织由子宫动脉、子宫浅静脉、深静脉和宫旁淋巴脂肪组织组成。B2 型手术要求在这些血管周围清除宫旁淋巴脂肪组织，却不要求子宫血管在根部切断（图 4-8）。所有的子宫血管选择在输尿管内侧切断，与 B1 型手术相同。

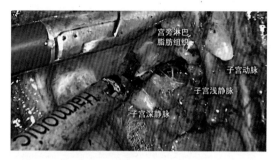

图 4-7 切除右侧子宫深静脉周围的宫旁淋巴脂肪组织

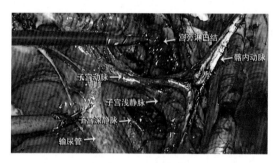

图 4-8 整块切除右侧宫旁淋巴脂肪组织

手术操作见视频 4-2。

② 输尿管识别

输尿管是 B 型手术最重要的解剖标志，侧方宫旁组织的切除范围就是限于输尿管"隧道"水平。因此在进行宫旁组织切除前需要清晰

视频 4-2 右侧
宫旁淋巴结切除

显露输尿管的走行。为了便于处理子宫骶韧带，输尿管也要与阔韧带后叶的腹膜分离（图 4-9）。

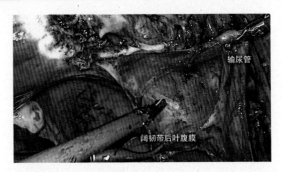

图 4-9　分离右侧输尿管与阔韧带后叶腹膜

③ 背侧宫旁组织切除

　　B 型手术切除的背侧宫旁组织，就是指子宫骶韧带。处理子宫骶韧带前，先在子宫和直肠之间打开子宫直肠反折腹膜，打开位置既不能太靠近子宫，也不能太靠近直肠，要选择在中间打开。用超声刀仔细分离，找准阴道和直肠间的疏松间隙，再轻柔地下推直肠，就可以做到无血操作（图 4-10）。B 型手术只要求在腹膜反折的水平切断子宫骶韧带，这样比 Piver Ⅱ型描述的"子宫骶韧带切除 1/2"解剖标志更加精确（图 4-11）。打开冈林间隙能更容易处理子宫骶韧带。子宫骶韧带中没什么大血管，超声刀就可以轻松切断。子宫骶韧带切断的部位距离输尿管下方的腹下神经还有一段距离，因此 B2 型手术也不涉及自主神经保留问题（图 4-12）。

　　手术操作见视频 4-3、4-4。

视频 4-3　右侧
子宫骶韧带切除

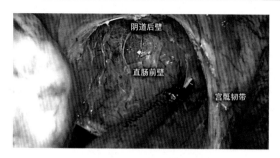

图 4-10 下推直肠

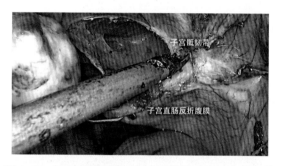

图 4-11 子宫直肠腹膜反折水平切除右侧子宫骶韧带

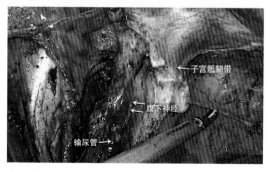

图 4-12 左侧子宫骶韧带断端与腹下神经关系

④ 下推膀胱

　　在处理腹侧宫旁组织前先打开子宫膀胱反折腹膜，深度下推膀胱，推膀胱时准确分清层次就可以做到无血操作。操作要点是膀胱向正下方下推，同时也要向侧下方下推，暴露出两侧的阴道旁间隙（图 4-13）。阴道旁间隙对于宫颈癌根治性手术非常重要，利用这个间隙，就可以将末端输尿管轻松推开，缩短输尿管"隧道"处理的长度，这是个很不错的操作技巧。

　　手术操作见视频 4-5。

视频 4-4　左侧子宫骶韧带切除

视频 4-5　下推膀胱

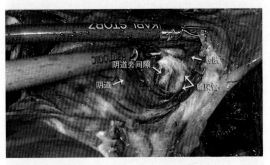

图 4-13　暴露右侧阴道旁间隙

⑤ 子宫动脉的处理

　　处理输尿管"隧道"前先要处理子宫动脉。处理前要在输尿管"隧道"的入口上方寻找子宫动脉跨越输尿管形成几根滋养支这一结构，就是常说的"桥下流水"（图 4-14）。B 型手术要求在输尿管正上方切断子宫动脉，这样可以尽量保留子宫动脉的输尿管滋养支，增加输尿管血供（图 4-15）。因为子宫动脉在这个地方切断靠输尿管最近，采用双极电凝处理子宫动脉可能会造成输尿管的热损伤。采用血管夹处理比较安全，前提是子宫动脉要充分裸化。

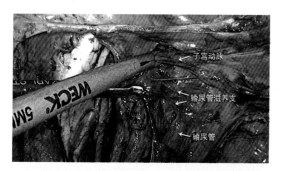

图 4-14　左侧子宫动脉跨越输尿管的解剖结构

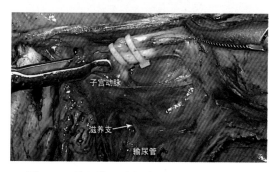

图 4-15　输尿管上方闭合切断左侧子宫动脉

手术操作见视频 4-6。

⑥　输尿管的处理

视频 4-6　左侧
子宫动脉处理

　　跨过子宫动脉以后，输尿管"隧道"的顶部就无大血管，以疏松组织为主。这里强调用超声刀细致耐心地分离，小的跨越血管可以直接用超声刀切断（图 4-16）。腹侧宫旁组织这个部位结构比较密集，向同侧牵拉输尿管和膀胱，可以帮助暴露操作间隙，使输尿管与下方的静脉丛分离。这样就创造了一定的安全距离，避免止血对输尿管的损伤（图 4-17）。

视频 4-7　左侧
输尿管"隧道"
处理

　　手术操作见视频 4-7。

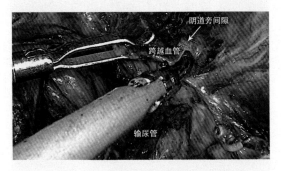

阴道旁间隙

跨越血管

输尿管

图 4-16　左侧输尿管"隧道"顶部处理

⑦　腹侧宫旁组织的处理

　　输尿管外推后，开始进行腹侧宫旁组织处理，

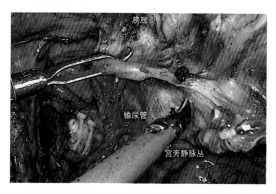

图 4-17 分离左侧输尿管与下方静脉丛之间间隙

即膀胱颈韧带后叶。这个部位可以看到输尿管是"躺在"下方静脉丛上的,这些静脉丛是以子宫深静脉属支为主,就是所谓膀胱宫颈韧带后叶,形象地称之为"输尿管床"(图 4-18)。宫颈癌手术的出血主要由这些静脉丛造成。静脉丛一般有三根血管是经常遇到的,有时存在变异。处理这个部位时应尽可能将这些静脉一根根分出,单独处理,这样止血效果更好。这个部位比较适合用低能量方法进行处理。低能量法的前提是先用超声刀进行精细的解剖分离,将静脉逐根裸化,再采用血管夹夹闭、切断。这样就可以尽量避免双极电凝的使用,减少电热损伤。对每个结构都进行抽丝剥茧一样的精细化处理也是 Q-M 分型的一个大原则,腹腔镜为精细化操作提供了很大的便利。宫旁血管的处理都是在输尿管水平进行的,膀胱宫颈韧带只要求部分切除(图 4-19)。

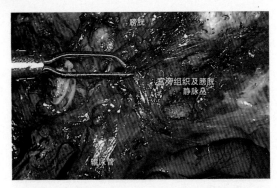

图 4-18　显露输尿管下方的宫旁组织及膀胱静脉丛

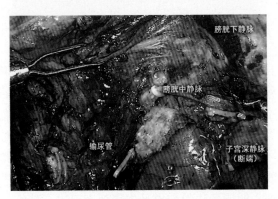

图 4-19　左侧腹侧宫旁组织切除

手术操作见视频 4-8。

视频 4-8　左侧腹侧宫旁组织切除

⑧　阴道切除

距离穹窿 1 cm 处环形切开阴道，切除子宫体，经阴道取出手术标本，再缝合阴道残端。将阴道旁组织与阴道一起缝合，有利于止血（图 4-20）。B2 型手术的阴道切除距离与 B1 型相同，也是 1 cm，推荐应用于早期宫颈癌患者。

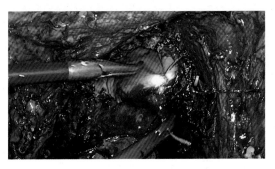

图 4-20 将阴道旁组织与阴道壁一起缝合止血

第 5 章　根治性宫颈切除术（B1 型手术）

对应术式　根治性宫颈切除术

输尿管处理　"隧道"顶部打开与侧推

子宫动脉处理　保留上行支，切断下行支

侧方宫旁组织切除　输尿管水平

腹侧宫旁组织切除　部分切除膀胱宫颈韧带

背侧宫旁组织切除　子宫骶韧带在子宫直肠腹膜反折处切除

宫颈及阴道切除　宫颈切除至峡部，阴道切除 1 cm

可能适应证　早期浸润癌ⅠA2 期或ⅠB1 期（FIGO 2018），鳞状细胞癌为主。患者有保留生育功能意愿，排除不孕

一、概　　述

　　近年来宫颈癌的发病呈现明显的年轻化趋势，其中<40 岁有保留生育功能意愿的早期宫颈癌患者约占 15%。如果对这些患者采用标准的广泛性子宫切除术，则致使其生育功能丧失。这无论对于患者，还是对于她的家庭，打击都是沉重的。根治性宫颈切除术（radical trachelectomy，RT）作为一

种保留患者生育功能的手术方式，目前已经得到开展，今后也将会有良好的应用前景。RT 手术是对宫颈进行广泛性的切除，范围包括宫颈、宫颈旁组织和部分阴道，广泛性切除宫颈后再将保留的子宫与阴道断端吻合和重建（图 5-1）。在 Q-M 新分型中，根治性宫颈切除术归为 B1 型手术。手术指征一般为ⅠA2 期及ⅠB1 期的早期宫颈癌患者。鳞状细胞癌为主，腺癌要慎重。根治性宫颈切除术要充分考虑患者意愿，并充分地进行生育评估，排除不育因素后才可以实施。

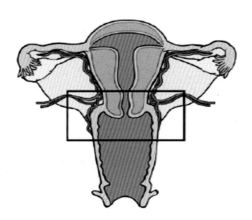

图 5-1　根治性宫颈切除的手术范围

　　RT 手术的提出至今也有 30 年的历史。1989年法国妇科肿瘤专家 Dargent 完成了首例 RT 手术，采用的是腹腔镜辅助阴式根治性宫颈切除（laparoscopic vaginal radical trachelectomy，LVRT）

的手术方法。由于处于发展初期，腹腔镜技术不成熟，所以 LVRT 仅在腹腔镜下完成盆腔淋巴结切除，其余复杂操作均经阴式完成。经阴道完成广泛性宫颈切除，操作空间狭小，可能导致宫旁组织切除范围不足，影响根治性。RT 手术后来发展了多种入路，包括：经腹根治性宫颈切除术（abdominal radical trachelectomy，ART）、腹腔镜根治性宫颈切除术（laparoscopic radical trachelectomy，LRT），以及本章节所介绍的阴式辅助的腹腔镜下根治性宫颈切除术（vaginal-assisted laparoscopic radical trachelectomy，VALRT）。VALRT 充分发挥了腹腔镜在淋巴结切除、宫旁组织处理及游离输尿管等精细化操作上的优势，以及阴式切除宫颈、宫体与阴道吻合操作的便利，而且充分保证了手术无瘤化。这是当今临床最常采用的一种 RT 术式。

　　RT 手术的第一个技术要点是对盆腔淋巴结的处理问题。由于适合保留生育功能的患者期别偏早，盆腔淋巴转移率低，进行系统的淋巴结清扫会使得绝大多数患者"陪绑"。盆腔淋巴结清扫会引起淋巴囊肿、淋巴水肿等并发症，影响术后生活质量，而且淋巴清扫引起的粘连也会影响生育。前哨淋巴结活检（sentinel lymph node biopsy，SLNB）技术可以作为一种优化的解决方法，即在宫颈肿瘤周围注射一定量的示踪剂后，示踪剂沿着与肿瘤相同的淋巴引流到达第一站淋巴结——前哨淋巴结（sentinel lymph node，SLN），术中可以通过在示踪剂指示下取得 SLNB。如果快速病理检查未发现 SLN 转移，则可以免于淋巴结系统切除。今后接受 RT 手术患者将受益于术中 SLNB 技术的开展，但当前 SLNB 还未广泛应用于宫颈癌手术。对于 RT 手术，大部分专家还是主张对盆腔淋巴结进行系统切除术，并对所有淋巴结进行冰冻病理评估。如果发现任何部位的淋巴结转移，则不适合行 RT 手术，需要改行广泛性子宫切除术。

RT 手术的第二个技术要点是子宫动脉的处理问题。尽管切除子宫动脉，单纯依赖固有韧带就可以维持子宫的血液供应。但当前的 RT 手术还是主张对子宫动脉上行支进行保留，只切除下行支，目的是增加孕期子宫的血供，提高妊娠成功率。在保留子宫动脉上行支的条件下切除宫旁组织，会使手术难度大大增加，特别是解剖输尿管的步骤。此外，将子宫动脉螺旋结构彻底打开，准确识别并切断下行支，这些操作也很有难度。

RT 手术的第三个技术要点就是阴式切除宫颈标本及生殖道重建。峡部切断宫颈时应注意保护子宫动脉上行支。同期进行峡部环扎有利于减少孕期流产。切除宫颈标本后应注意对子宫峡部断端进行快速病理评估，切缘阳性或者切缘不足均要考虑切除子宫，以保证根治性。

按照 Q-M 分型中 B1 型手术范围，RT 手术要求在输尿管"隧道"水平切除侧宫旁组织，子宫直肠腹膜反折水平切除背侧宫旁组织，腹侧宫旁组织做部分切除，阴道只切除 1 cm。这些范围一般不会造成盆腔自主神经的损伤，术中不涉及盆腔自主神经保留问题，术后患者生活质量较好。值得关注的是，通过 RT 手术已经有很多的年轻宫颈癌患者在根治肿瘤同时，实现了生育，圆了"母亲梦"。但 RT 手术技术复杂，还存在普及上的瓶颈。对其适应证还有争议，仍要在根治性和生育保留之间权衡。对于接受 RT 手术治疗的患者，术后宫颈的功能完全丧失，所以需要人工助孕的方法实现生育，而且困难较多，生育率并不理想。但毕竟给这些年轻宫颈癌患者带来了希望，这对于她们是弥足珍贵的。

二、手术步骤与技术要点

❶ SLNB

对于接受 RT 手术的早期宫颈癌患者，盆腔淋巴结转移率较低，如果实施系统性的淋巴结清扫，大多数患者并不受益，而且会加重手术创伤和术后粘连，影响未来生育。根据手术新的分型，这些患者适合接受 SLNB。目前国际指南推荐的 SLNB 方法是吲哚菁绿（indocyanine green，ICG）近红外荧光识别法。

手术开始时，需要在患者的宫颈局部注射 ICG 作为示踪剂。ICG 一般注射在 3 点及 9 点的宫颈黏膜下，应避免将药物注射到肿瘤内，过深过快地推注也是要避免的（图 5-2）。

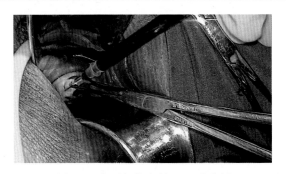

图 5-2　宫颈部位注射 ICG 示踪剂

　　注射 ICG 后，通过荧光腹腔镜观察，可以看到淋巴管吸收了 ICG，发出的荧光可以透过腹膜（图 5-3）。此时应及时打开盆腔腹膜，进行 SLN 的识别与切除。为了手术操作方便，可以先暂时切断圆韧带（图 5-4），手术后再重新吻合。

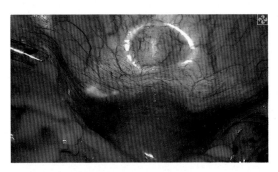

图 5-3　通过腹膜可以看到淋巴组织中 ICG 荧光

　　打开盆腔侧腹膜后，沿着荧光标记的淋巴管就可以发现荧光标记的淋巴结，这些淋巴结就是

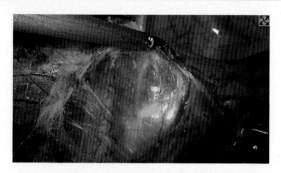

图 5-4　暂时切除左侧圆韧带

SLN，SLN 一般分布在宫旁组织内和髂血管周围（图 5-5）。术中分别切除这些 SLN，送冰冻快速病理检查（图 5-6）。如果发现有淋巴结转移就要放弃保留子宫，改为标准的广泛性子宫切除术。此处应注意不要遗漏宫旁的 SLN，这些淋巴结较小，容易和淋巴管混淆（图 5-7）。但这一站淋巴结是淋巴引流的必经之路，转移风险较高。

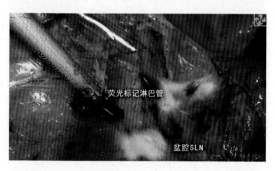

图 5-5　左侧盆腔荧光标记的淋巴管与 SLN

荧光方法的优点是可以识别位于组织深部的

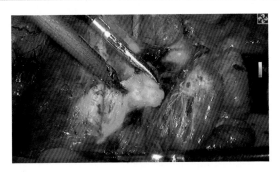

图 5-6　切除左侧盆腔 SLN 送活检

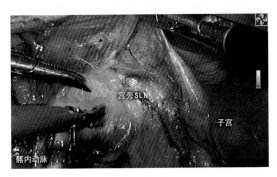

图 5-7　荧光标记的左侧宫旁 SLN

SLN，而且荧光示踪剂在普通白光下不会对术野造成污染（图 5-8）。实施 SLNB 等于切除高危转移的淋巴结，且并未对盆腔的淋巴引流区域造成太大扰动，手术创伤小（图 5-9）。虽然尚未临床普及，但是对于早期患者以 SLNB 取代淋巴清扫是大势所趋。

手术操作见视频 5-1。

视频 5-1　SLNB

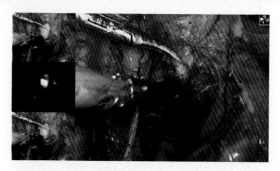

图 5-8　多种荧光显示模式

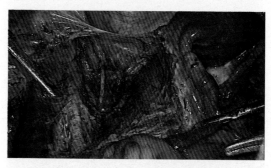

图 5-9　左侧盆腔 SLN 活检后外观

② 附件及侧方宫旁组织的处理

实施保留生育功能的手术，要特别注意保护输卵管和卵巢，输卵管要尽可能避免触碰和夹持，卵巢的血管也要完整保留，这是术后子宫的主要血供来源之一。一些术者在实施 RT 手术时只保留这一路卵巢的血供，子宫动脉不进行保留，子宫完全依靠固有韧带方面的供血，这种做法可以简化手术步骤。本章所介绍是另一种保留子宫动脉上行支的方法，步骤比较复杂，但可以增加子宫的血供，为当今主要推荐的一种 RT 方法。

首先要处理侧方宫旁组织。处理侧方宫旁组织时要先暴露膀胱旁间隙及直肠旁间隙，主要目的是在两个间隙之间分离出子宫动脉的主干，避免在下面手术步骤中误伤（图 5-10）。由于不必扩大侧宫旁切除范围，膀胱旁间隙及直肠旁间隙也没有必要彻底打开，子宫深静脉无须暴露，宫旁淋巴结也不需要切除，这些均符合 B1 型手术的标准。

视频 5-2　左侧附件及侧方宫旁组织的处理

手术操作见视频 5-2。

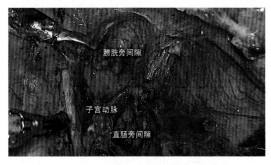

图 5-10　左侧子宫动脉主干暴露

❸ 背侧宫旁组织切除

在处理背侧宫旁组织前先要将输尿管清晰暴露，并将输尿管与阔韧带后叶腹膜分离（图 5-11）。再将阔韧带后叶腹膜向子宫骶韧带方向打开，为切除子宫骶韧带创造条件（图 5-12）。由于 RT 手术的切除范围不涉及盆腔自主神经保留问题，子宫骶韧带外侧的冈林间隙也没必要打开。切开子宫直肠腹膜反折后，将直肠下推，在子宫直肠腹膜反折水平切断子宫骶韧带，这完全是按照 B1 型手术对背侧宫旁组织的处理标准（图 5-13）。

手术操作见视频 5-3。

视频 5-3 背侧宫旁组织切除

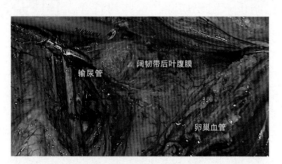

图 5-11 分离左侧输尿管与阔韧带后叶腹膜

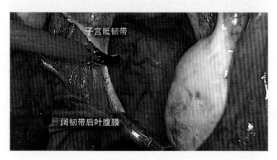

图 5-12 打开左侧阔韧带后叶腹膜

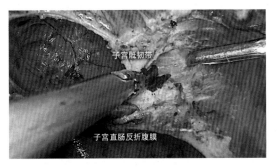

图 5-13　在子宫直肠腹膜反折处切除右侧子宫骶韧带

④ 下推膀胱

　　和其他分型的宫颈癌根治术一样，RT 手术也要在处理完侧方宫旁组织和背侧宫旁组织以后，再处理腹侧宫旁组织。处理腹侧宫旁组织前，先下推膀胱。深度下推膀胱对于 RT 手术是一个非常关键的手术步骤，不但关系到手术切除范围，也关系到阴道与子宫的重建。接受 RT 手术的很多患者都接受过诊断性锥形切除术，此手术会造成阴道和膀胱之间的粘连，致使下推膀胱操作困难。操作时应注意将膀胱向腹侧牵拉，注意仔细分清层次，避免误伤膀胱。在 RT 手术中同样要注意，将膀胱向外侧下方推，推出阴道旁间隙。暴露这个间隙，将有利于完成下一步输尿管解剖的手术步骤（图 5-15）。

　　手术操作见视频 5-4。

视频 5-4　下推膀胱

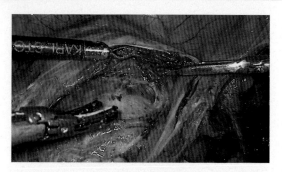

图 5-14　下推膀胱

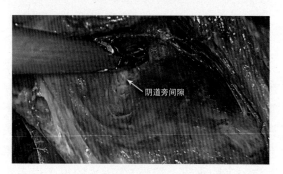

图 5-15　暴露左侧阴道旁间隙

⑤ 输尿管的处理

　　保留子宫动脉上行支的 RT 手术最大的难度是在输尿管的处理这一步骤。如果手术不保留子宫动脉，在游离输尿管前需要将子宫动脉切断后翻起，找到子宫动脉的输尿管滋养支后切断，子宫动脉就可以与输尿管完全分离开，不会对下一步处理输尿管"隧道"顶部操作造成干扰，反而容易。RT 保留子宫动脉的主干，处理输尿管"隧道"顶部的操作会一直受到跨越上方的子宫动脉干扰，难度较大。这里的操作要点是先将子宫动脉和输尿管周围的疏松组织尽量打薄，清晰暴露"桥下流水"结构，再伸入子宫动脉下方，切断子宫动脉发出的输尿管滋养血管，输尿管就可以与子宫动脉分离了（图 5-16）。此时应注意保持一定的张力，牵拉输尿管，操作要力求精准。

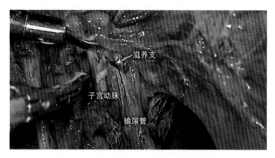

图 5-16　切断左侧子宫动脉输尿管滋养支

　　越过子宫动脉以后，还要继续向膀胱方向打开输尿管"隧道"顶部，即膀胱宫颈韧带浅层。这个部位的操作要点是先要尽量扩大阴道旁间隙，利用阴道旁间隙，缩短输尿管"隧道"处理的距离（图 5-17）。"隧道"顶部的组织要一层一层地打薄，到达输尿管"膝部"时，对横跨膀胱和宫颈之间的膀胱浅静脉用超声刀直接闭合、切断。利用向侧方牵拉膀胱形成的操作空间，始终沿着输尿管内侧处理组织，这样就可以将输尿管逐步向侧方游离开。此处应注意分清输尿管下方的静脉丛，避免

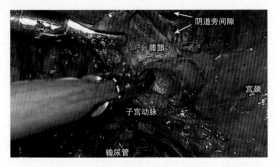

图 5-17　处理左侧输尿管"隧道"顶部

损伤出血。

手术操作见视频 5-5。

视频 5-5　左侧
输尿管的处理

6 腹侧宫旁组织切除

当输尿管完全外推后，下一步是
进行腹侧宫旁组织的处理，即膀胱宫
颈韧带后叶静脉丛的处理。这个部位的静脉丛来自子
宫深静脉及其属支膀胱中静脉、膀胱下静脉，损伤这
些静脉会造成术中大量出血。本书其他章节也介绍了
这个部位的处理要点，包括对静脉进行精细分离，逐
根闭合，可以减少出血。接受 RT 手术的患者很多曾
接受过诊断性锥形切除手术，锥形切
除引起的炎症反应会导致宫旁组织粘
连，静脉难以逐根裸化。对于这种患
者可以采用双极血管闭合器进行整片
的闭合（图 5-18）。

视频 5-6　左侧腹
侧宫旁组织切除

手术操作见视频 5-6。

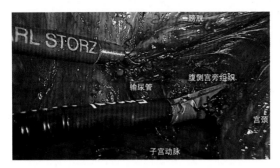

图 5-18 切除左侧腹侧宫旁组织

⑦ 子宫动脉的处理

处理完宫旁组织之后，就可以进一步将子宫动脉进行裸化。裸化子宫动脉时操作要力求精细，应尽可能将子宫动脉螺旋结构打开，这样可以延长子宫动脉的长度，以便满足切除宫颈后子宫体与阴道断端吻合的需要。在贴近子宫侧壁的部位，应注意仔细分辨子宫动脉上行支和下行支，下行支要切断，注意不要误伤上行支，特别是在上行支与下行支交汇的部位进行电凝操作时（图 5-19）。处理完子宫动脉后，就可以界定根治性宫颈切除的范围，上界为子宫峡部，下界到阴道切缘，侧方包括宫旁组织及子宫动脉下行支（图 5-20）。

手术操作见视频 5-7。

视频 5-7 左侧
子宫动脉的处理

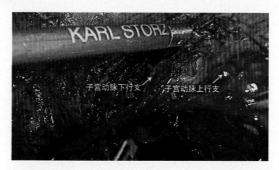

图 5-19　分离左侧子宫动脉上行支与下行支

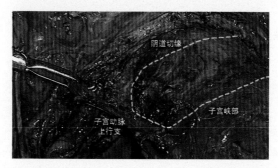

图 5-20　保留子宫动脉上行支的 RT 手术切除范围

⑧　阴道切开

处理完宫旁组织后就可以切开阴道。RT 切除阴道的长度按照 B1 型手术标准应为 1 cm，所以应注意不要过长的切除阴道。切除阴道过长会影响术后性生活质量，对于有生育要求的患者应尤其注意。更重要的是，阴道切除过长会增加阴道与子宫吻合时的张力，造成子宫过度牵拉，会影响子宫的血液供应。阴道环形切开以后，手术就转为阴式操作。

❾ 阴式宫颈广泛切除

将预计切除的宫颈拽出阴道，在切除的上界水平钳夹，横断宫旁组织，此处相当于子宫峡部，钳夹时应注意不要带上保留的子宫动脉上行支（图 5-21）。处理完宫颈旁组织后，就可以在子宫峡部的位置横断，广泛性切除宫颈（图 5-22）。子宫峡部的断端切缘要取组织送快速冰冻检查，如果切缘有肿瘤侵犯，还要放弃保留子宫，转为子宫切除。切除的宫颈标本要立刻做剖视（图 5-23）。如果发现病灶位于子宫颈管内，距离子宫峡部切缘过近（<1 cm），这时也要放弃保留子宫。切除宫颈后要对子宫峡部创面进行缝合止血。缝合前应用探针探明宫腔位置，避免缝住宫口。缝合创面一般采用可吸收性线"8 字"缝合止血效果好。

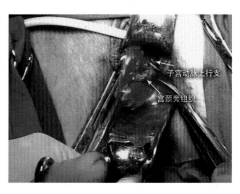

图 5-21　钳夹切断左侧阴道旁组织

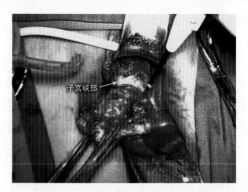

图 5-22　子宫峡部广泛性切除宫颈

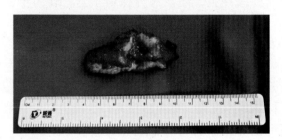

图 5-23　广泛性切除的宫颈标本

⑩　生殖道重建

处理完子宫峡部断端后，接下来进行残余子宫峡部与阴道的吻合。如患者有生育要求，吻合前要对子宫峡部进行环扎。应采用 Mersilene 专用环扎带进行环扎，注意线结应打在子宫峡部后方，以避免线结对膀胱的刺激。吻合子宫与阴道时要注意按解剖位置对齐，不要错位，缝合尽量采用"8字"缝合比较牢固，注意针距要紧凑（图 5-24）。吻合完毕后宫腔内放置较粗的蘑菇头尿管，扩张宫口，避免粘连（图 5-25）。

视频 5-8　阴式宫颈广泛切除及生殖道重建

　　手术操作见视频 5-8。

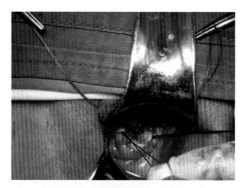

图 5-24　子宫峡部与阴道吻合

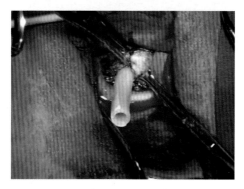

图 5-25　宫腔内放置蘑菇头尿管

11 　盆腔检视及腹膜化

　　阴式完成子宫阴道吻合，重建生殖道以后，要再转回腹腔内检查。一方面检查吻合口有无错位，另一方面检查子宫的血运是否满意，体现在子宫颜色正常及子宫动脉搏动良好（图 5-26）。由于要保留患者的生育功能，手术结束前要对盆腔进行缝合腹膜化（图 5-27），以降低术后粘连对生育的影响。术中切断的圆韧带也要重新缝合。

　　手术操作见视频 5-9。

视频 5-9　盆腔检视及腹膜化

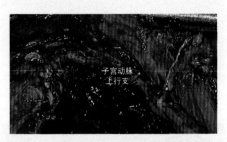

图 5-26　保留的子宫体及右侧子宫动脉上行支

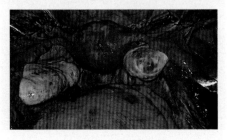

图 5-27　盆腔腹膜化

第6章 C1型手术

对应术式 保留盆腔自主神经的广泛性子宫切除（NSRH）

输尿管处理 完全游离

子宫动脉处理 髂内动脉

侧方宫旁组织切除 髂血管内侧水平（保留盆腔内脏神经）

腹侧宫旁组织切除 膀胱水平（保留神经膀胱支）

背侧宫旁组织切除 直肠水平（保留腹下神经）

阴道切除 切除2 cm或根据实际需要

今后可能适应证 ⅠB1期（FIGO 2018）深间质受侵；ⅠB2～ⅡA2期（FIGO 2018）根据情况

一、概　　述

　　C型手术与广泛性子宫切除手术对应，是应用最为普遍的一种宫颈癌根治性手术方式。指征为ⅠB～ⅡA期患者。这种术式与PiverⅢ手术类似，但C型手术参照的解剖标志更为明确。切除范围包括：将子宫动脉由起始部切断，输尿管彻底游离，在髂内水平切除侧方宫旁组织，腹侧宫旁的膀胱宫颈韧带切除到膀胱，背侧宫旁的子宫骶韧带要求切除到直肠。根据是否保留盆腔自主神经，又分为 C1 型（保留盆腔自主神经的广泛性子宫切除，nerve-sparing radical hysterectomy，NSRH）及 C2 型（不保留神经的广泛性子宫切除，即经典广泛切除）。

　　NSRH 手术的提出是基于解决宫颈癌根治性手术对盆腔自主神经结构的损伤所带来的一系列并发症及生活质量问题。盆腔自主神经结构由腹下神经（副交感神经）、盆腔内脏神经（交感神经）及两者汇合而成的下腹下神经丛组成。再由下腹下神经丛发出子宫支、膀胱支、直肠支，分别支配子宫、膀胱和直肠，分别调节排尿、排便及性功能（图 6-1）。手术大范围的切除宫旁组织，会对盆腔

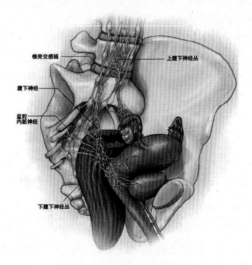

图 6-1　盆腔自主神经结构

自主神经结构造成损伤，导致术后膀胱、直肠及性功能障碍。其中以膀胱功能障碍最为突出，有报道其比率高达 76%。腹腔镜的应用减少了手术创伤，促进了术后的恢复，但仍有 37% 的患者存在术后排尿功能问题。为了提高患者的术后生活质量，日本学者早在 20 世纪 60 年代提出了 NSRH，即"东京方法"。经过半个世纪的发展，大量研究已经证明 NSRH 可行，主要效果体现在能显著促进患者术后排尿功能的恢复，也有研究表明 NSRH 可以改善患者术后的排便功能及性功能。NSRH 体现了当今"等同重视手术根治性与生活质量"这个新理念，因此被列入新的 Q-M 手术分型系统，归为 C1 型手术，今后将全面普及。

　　目前，Q-M 分型只在解剖上限定了 C1 型手术的切除范围，没有提供标准的手术步骤。研究所报道的 C1 型手术方法不统一，但共同点是将盆腔自主神经各个结构从宫旁组织中做精细分离并保留。主要包括以下 3 个技术要点：①在背侧切除子宫骶韧带时保留腹下神经；②在切除侧方宫旁组织时保留子宫深静脉下方的盆腔内脏神经；③在切除腹侧膀胱宫颈韧带时保留盆腔自主神经丛的膀胱支。这些盆腔自主神经结构细小难以识别，而且紧邻宫旁的静脉丛，手术分离的难度较大。有研究者借助神经电刺激装置、超声吸引器（CUSA）、水刀等特殊器械来完成手术，手术步骤复杂，可重复性差。另外，对自主神经结构的过度解剖操作及周围电手术器械的应用也会对神经功能造成损伤。近年来，腹腔镜的广泛应用为 C1 型手术的开展提供了很多有利条件，如手术视野的放大作用和精细化操作有益于对自主神经结构的识别和分离，但还是不能克服分离自主神经步骤复杂的问题。有研究者指出，腹腔镜 C1 型手术技术要求很高，需要依赖一个专业性技术团队，很难在多个医疗中心推广。

另外，C1 型手术是否影响预后是当前深受关注的问题。已有两项大样本 Meta 分析显示 C1 型手术不影响预后，这些研究中大部分病例采用开腹手术入路。一项小样本前瞻性随机对照研究发现开腹 C1 型与 C2 型手术比较，10 年无病生存期（disease-free survival，DFS）无显著差异。目前尚缺乏多中心、大样本的随机对照试验（randomized clinical trials，RCT）来最终评估 C1 型手术的根治性。术式复杂、不统一是根本原因，尤其是对于技术要求较高的腹腔镜 C1 型手术。2017 年 Q-M 分型的更新版本强调了 C1 型占主导地位，只有在无法保留自主神经的情况下才选择 C2 型手术。因此，临床上急需简化的 C1 型术式来推动这项技术的推广普及。

二、手术步骤与技术要点

① 腹膜外间隙暴露

C1 型在广泛性切除宫旁组织的同时，要把整个盆腔自主神经丛分离出来并进行保留，几乎要涉及盆腔所有的解剖结构，是宫颈癌根治性手术中难度最大的一种。手术先要彻底打开盆腔侧壁的腹膜，将圆韧带在远端切断（图 6-2）。虽然圆韧带的切除范围不影响手术的根治性，但是根部切断可以避免圆韧带对术野的遮挡。

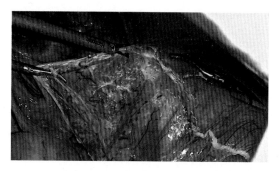

图 6-2 远端切断右侧圆韧带

先识别髂内动脉，顺势在髂内动脉的外侧打开闭孔间隙是个很不错的操作习惯（图 6-3）。对

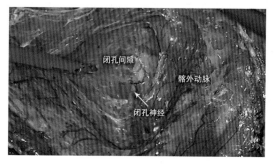

图 6-3 暴露右侧闭孔间隙

于宫颈癌根治术来说，髂内动脉是个重要的解剖标志，用于划分外侧的淋巴清扫区域和内侧的子宫广泛切除区域。暴露闭孔间隙有利于显露闭孔神经等侧盆壁解剖结构，以及侧方宫旁组织的深部结构，为下一步操作创造空间。利用盆腔固有间隙，可以使术者便捷地到达盆腔深部进行操作，从根部切断宫旁组织，这是宫颈癌根治术的操作技巧之一。

② 附件处理

如果需要保留卵巢的患者，先进行卵巢保留。目前不主张将输卵管与卵巢一起保留，不但不会增加卵巢的血供，反而增加术后输卵管囊肿的发生概率。先切除输卵管，再电凝、切断固有韧带（图 6-4）。将卵巢与骨盆漏斗韧带一起向头侧游离，置于结肠旁沟部位，备悬吊。先处理附件便于下一步盆腔淋巴结切除的手术操作。

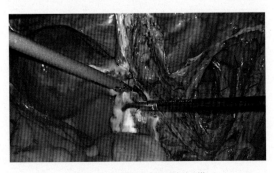

图 6-4　切断右侧固有韧带

❸　盆腔淋巴结切除

接下来进行盆腔淋巴结切除。对于浸润型宫颈癌患者进行彻底的系统性淋巴结切除是十分必要的，要打开髂血管与腰大肌之间的间隙，直到闭孔神经下方的盆底肌肉表面，进行淋巴脂肪组织的整块切除（图 6-5、6-6）。通过淋巴结清扫，清晰暴露了侧盆壁的各个结构，进一步为广泛性子宫切除创

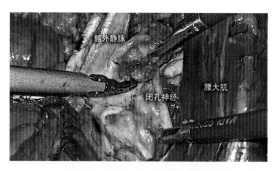

图 6-5　髂外血管外侧入路分离

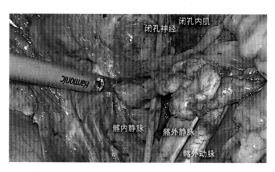

图 6-6　整块切除右侧盆腔淋巴结

造了条件。

④　侧方宫旁组织切除

先在髂内动脉的内侧打开膀胱旁间隙和直肠旁间隙。可以看到髂内动脉成为闭锁的脐动脉之前发出的最后一根血管——膀胱上动脉，此处需注意膀胱上动脉有时会与子宫动脉混淆，膀胱上动脉比子宫动脉直径要小，可以直接用超声刀闭合切断（图 6-7）。

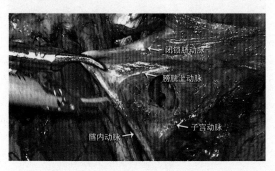

图 6-7　左侧髂内动脉前干分支

直肠旁间隙和膀胱旁间隙需要充分地暴露。两个间隙之间的一片组织就是以前所说的"主韧带"，形成所谓"鹰眼"结构（图 6-8）。最新的理念中主韧带不是韧带，而是由子宫动脉、子宫静脉，周围的宫旁淋巴脂肪组织，以及深部的自主神经组成的复杂结构，是一套完整的子宫血管、神经、淋巴组成的供应系统。新的手术理念要求对其中的各个结构进行分别处理（图 6-9）。C 型手术的子宫动脉要从髂内动脉起始部切断。对于子宫动脉和子宫深静脉周围的宫旁淋巴脂肪组织要单独切除（图6-10）。宫旁淋巴结是距离宫颈最近的一组淋巴结，转移风险较高，要彻底清除，不能遗漏。按照当前的手术精细化理念，不再主张整块切除"主韧带"，而是单独切除宫旁淋巴结。

切除宫旁淋巴脂肪组织后可以清晰暴露子宫深静脉，子宫深静脉是整个子宫和膀胱静脉丛回流的主

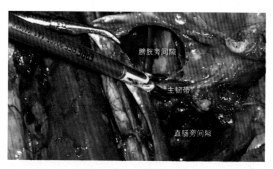

图 6-8　"鹰眼"结构

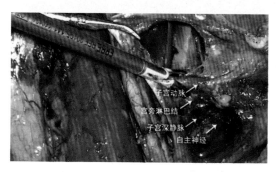

图 6-9　侧方宫旁组织解剖结构

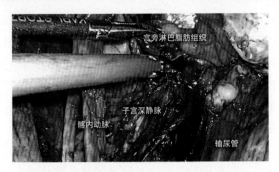

图 6-10　单独切除左侧宫旁淋巴脂肪组织

干。下方就是盆腔内脏神经，由第 2～4 骶神经发出，为副交感神经。主管膀胱的排空功能，损伤后会出现排尿乏力、尿潴留等功能障碍。盆腔内脏神经束非常细小，在宫旁与腹下神经汇合成下腹下神经丛。子宫深静脉是解剖盆腔内脏神经的标志（图 6-11）。

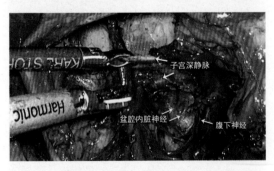

图 6-11　左侧子宫深静脉及下方盆腔自主神经结构

　　传统的子宫广泛性切除手术采用大把钳夹的方法将"主韧带"整体切除，解剖并不精细，常常造成子宫深静脉的出血难以控制，同时也会造成下方盆腔内脏神经损伤。Q-M 分型特殊强调了精细解剖的重要性，按照 C1 标准需要根部切断子宫深静脉主干，再向子宫方向翻起，进一步分离出下方的盆腔内脏神经，进行保留。这部分的神经束非常细小，切忌过多分离操作，造成损伤。另外，根部切断子宫深静脉主干时止血一定要确切，应避免反复电凝止血对神经造成的电热损伤（图 6-12）。

视频 6-1　左侧侧方宫旁组织切除

视频 6-2　右侧侧方宫旁组织切除

手术操作见视频 6-1、6-2。

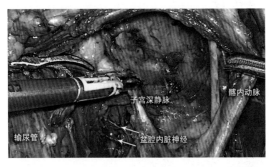

图 6-12　右侧子宫深静脉及下方盆腔自主神经结构

⑤ 背侧宫旁组织切除

在处理完侧方宫旁组织后，下一个步骤是处理背侧宫旁组织。背侧宫旁组织处理主要是切除子宫骶韧带。随着 C1 型手术范围的扩大，背侧宫旁组织的切除还包括一部分阴道直肠韧带。C1 型手

术要求在直肠水平切除背侧宫旁组织，这一水平
的宫旁组织切除涉及其外侧深部的腹下神经保留
问题。腹下神经是另一组盆腔自主神经，来自于
上腹下神经丛，是交感神经，主管储尿功能，损
伤后会出现尿频、尿失禁等储尿功能障碍。腹下神
经在宫旁与盆腔内脏神经汇合，组成盆腔自主神
经丛。在背侧宫旁分离腹下神经可以将输尿管作
为重要的解剖标志，因为神经结构就位于输尿管
的正下方（图 6-13）。先将输尿管与阔韧带后叶腹
膜分开，并将输尿管向前游离一段作为标志，在
输尿管下方去分离腹下神经束。将输尿管完全游
离会破坏下方的输尿管系膜结构，损失一些输尿
管周围的腹下神经组织（图 6-14）。

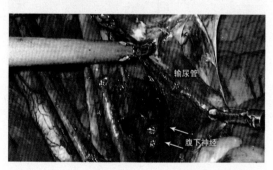

图 6-13　左侧输尿管与下方腹下神经关系

在输尿管与子宫骶韧带之间分离冈林间隙，
利用这一间隙可以使内侧的子宫骶韧带与外侧的
腹下神经束自然分开，这是目前 NSRH 手术的一
个通用步骤（图 6-15）。进一步打开子宫直肠反折

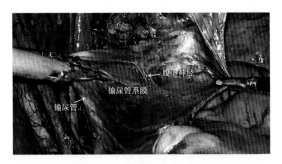

图 6-14 左侧输尿管系膜结构

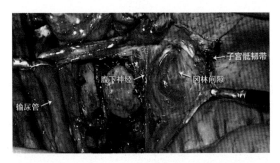

图 6-15 左侧冈林间隙及周围解剖结构

腹膜，深度下推直肠，就可以按照 C1 型标准在直肠水平切断子宫骶韧带，也包括一部分阴道直肠韧带。与主韧带不同，子宫骶韧带是真正的子宫支持韧带，为结缔组织构成，内无主要血管，超声刀可以直接切过（图 6-16）。在冈林间隙内侧切断子宫骶韧带，不会伤及外侧的腹下神经结构（图 6-17）。

手术操作见视频 6-3。

视频 6-3 背侧宫旁组织切除

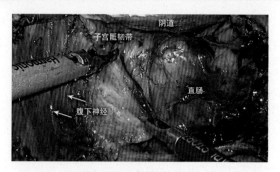

图 6-16　在腹下神经内侧切除左侧子宫骶韧带

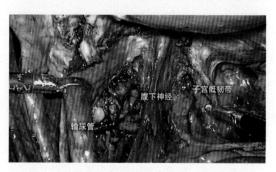

图 6-17　切断左侧子宫骶韧带保留腹下神经

6 下推膀胱

在处理腹侧宫旁组织之前，先打开膀胱子宫反折腹膜，下推膀胱。C 型手术的阴道切除长度有所增加，所以需要加大下推膀胱的深度。这个步骤的技术要点是把子宫置于水平方向，并将膀胱向腹侧拉起，这样就可以找到膀胱和阴道壁之间的疏松界限，按照这个界限就可以将膀胱充分下推

（图6-18）。膀胱不但要向正下方深度下推，还要向侧下方推，分离出阴道旁间隙（图6-19）。利用阴道旁间隙可以将输尿管末段与膀胱一起推开，从而缩短处理输尿管"隧道"的距离。充分暴露双侧的阴道旁间隙，可以减少游离输尿管的难度，使手术变得顺利，因此可以将阴道旁间隙戏称为"酒窝"间隙。

7 输尿管处理

膀胱充分下推以后就可以进行输尿管"隧道"

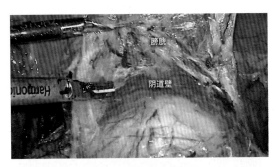

图6-18 下推膀胱

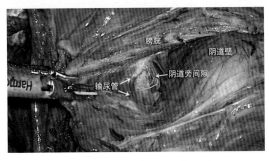

图6-19 分离左侧阴道旁间隙

处理。输尿管"隧道"分为两部分，即子宫动脉输尿管滋养支和膀胱浅静脉。首先要处理的是子宫动脉跨越输尿管形成的滋养支。此处的技术要点是将已经切断的子宫动脉充分展开，输尿管也要尽量拉直，这样就可以暴露子宫动脉的输尿管滋养支（图 6-20）。有时滋养支不止一根，要用超声刀将滋养支逐根切断，切断前要闭合彻底。滋养支血管虽然不会大出血，但是如果回缩至输尿管表面止血会很困难。处理完滋养支后就可以把子宫动脉向上翻起，彻底与输尿管分离。有时会有子宫动脉发出的向输尿管外侧的下行分支，要闭合切断（图 6-21）。

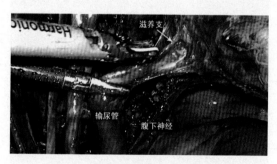

图 6-20　切断子宫动脉输尿管滋养支

　　下一个处理的结构是输尿管"膝部"。输尿管"隧道"顶部多为疏松组织。只有两根血管跨越，一根是子宫动脉，另一根是膀胱浅静脉。膀胱浅静脉连接于膀胱和宫颈之间，又称为膀胱宫颈血管。这根血管将输尿管拉向宫颈，形成弯度，即所谓"膝部"。此部位输尿管与宫颈之间是损伤的高

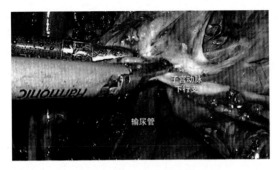

图 6-21　切断子宫动脉下行支

发部位。操作要点是将膀胱和输尿管一同向外牵拉，在输尿管内侧用超声刀直接切断膀胱浅静脉（图 6-22）。处理"膝部"后就贯通了阴道旁间隙，输尿管和膀胱一起自然向外闪开。由于缺乏对这个部位解剖的了解，既往开腹进行广泛子宫切除时，常用一把钳子插入输尿管上方，人为制造了"隧道"结构。打开"隧道"时，如果层次出现错误往往会发生出血和输尿管损伤。这里采用腹腔镜精细化处

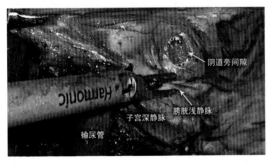

图 6-22　左侧输尿管"膝部"处理

理每一个结构后，就可以发现输尿
管"隧道"其实并不存在！出血和
损伤的概率也大大降低。

手术操作见视频 6-4。

视频 6-4　左侧
输尿管处理

⑧ 腹侧宫旁组织切除

输尿管游离后，下一步处理下方的静脉。这些
静脉是子宫深静脉的属支，主要包括子宫属支、膀
胱中静脉及膀胱下静脉（图 6-23）。盆腔自主神经
丛就位于子宫深静脉属支形成静脉丛的下方，几乎
是垂直关系。在处理侧方宫旁组织时，子宫深静脉
的主干已经由根部切断。此处需要把静脉属支由盆
腔自主神经丛上方翻起、切除，并将神经结构保留
（图 6-24）。将静脉丛与神经丛分离这一步骤难度最
大，静脉丛的止血很容易对脆弱的自主神经造成热
损伤，形成没有功能的"神经标本"。

继续利用阴道旁间隙，在输尿管下方分离出下

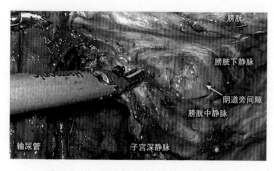

图 6-23　切断左侧子宫深静脉的属支

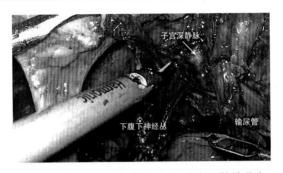

图 6-24 将腹下下腹下神经丛与子宫深静脉分离

腹下神经丛的膀胱支，并在膀胱支的内侧切断阴道
旁组织。膀胱支呈扇形发散，保护膀胱支是 C1 手
术的最终目标（图 6-25）。膀胱支邻近阴道旁静脉
丛，对阴道旁静脉丛的电凝止血又会造成盆腔自主
神经膀胱支损伤的风险。

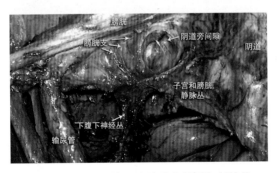

图 6-25 下腹下神经丛膀胱支周围解剖结构

腹侧宫旁组织这个部位解剖结构密集，血管
和神经紧邻，创造间隙，精细分离，精准止血对于
保留自主神经功能十分关键。"头发丝大小的血管，

巴掌大的出血，见血管就止；指缝宽的间隙，天地宽的空间，逢间隙便进"，这是非常受用的操作习惯。

手术操作见视频 6-5。

视频 6-5　左侧腹侧宫旁组织切除

⑨　阴道切除

　　按照 C1 型手术标准，在距离穹窿 2 cm 处环形切开阴道，切除子宫体，经阴道取出手术标本，再缝合阴道残端。术后可以看到完整保留的盆腔自主神经丛各个结构，包括扇形的膀胱支（图 6-26）。

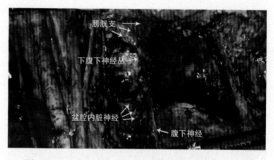

图 6-26　完整保留的左侧盆腔自主神经结构

第 7 章　简化 C1 型手术——保留神经平面的广泛性子宫切除术（医肿术式）

对应术式　保留神经平面的广泛性子宫切除术（NPSRH）

输尿管处理　游离（保留输尿管系膜）

子宫动脉处理　髂内动脉

侧方宫旁组织切除　切除宫旁淋巴结，保留子宫深静脉主干（保留盆腔内脏神经）

腹侧宫旁组织切除　膀胱水平（保留神经平面远端的膀胱支）

背侧宫旁组织切除　直肠水平（保留神经平面近端的腹下神经）

阴道切除　切除 2 cm 或根据实际需要

可能适应证　Ⅰ B1 期（FIGO 2018）深间质受侵；Ⅰ B2～Ⅱ A2 期（FIGO 2018）根据情况

一、概　　述

Q-M 手术分型系统将 NSRH 列为 C1 型子宫根治性切除手术，并主张将 C1 型手术作为 C 型手术的主流术式，只有在由于解剖原因无法保留盆腔自主神经的情况下才实施 C2 型手术，否则均应实施 C1 型手术。这就意味着 C1 手术今后将被广泛实施，但这种手术存在解剖标志不统一、步骤复杂的问题，建立标准、简化的 C1 术式是非常必要的。

神经平面理论的提出为 C1 术式的改良提供了思路。这一理论是基于一系列的解剖学研究结果。神经平面理论认为盆腔自主神经虽然结构复杂，但均平行分布于输尿管下方的薄层组织平面中，即"盆腔神经平面（pelvic nerve plane）"。如能将这个神经平面整体保留，就可以避免精细解剖具体神经结构的复杂操作，达到简化手术的目的。神经平面的概念最早由日本学者 Fujii 提出。他在 NSRH 中采用术野放大的方法精细分离盆腔自主神经结构，发现腹下神经与盆腔内脏神经在宫旁汇合成下腹下神经丛，组成一矢状位的平面结构，称其为"神经平面"。另一位日本学者 Yabuki 采用新鲜尸体解剖方法来研究与根治术相关的女性盆腔的精细结构，提出神经平面就是输尿管系膜及其向膀胱的延伸部分，其中包含了支配膀胱的下腹下神经丛结构，这一平面结构就位于输尿管的正下方。Yamaguchi 的研究进一步发现输尿管周围分布着一些腹下神经束，并不汇入下腹下神经丛，而是沿着神经平面直达膀胱三角部位，对膀胱进行交感支配。Touboul 和 Kraima 的研究也发现了盆腔自主神经与输尿管的密切关系，认为其中一些神经会对输尿管起支配作用。以上研究提示，盆腔自主神经结构沿输尿管下方成平面分布，不但包括支配膀胱的自主神经，也包括支配输尿管的神经结构，将输尿管与神经平面一体保留可以维持神经完整性。由于输尿管本身就是根治手术最明确的解剖标志，沿输尿管操作将使保留神经操作的难度大大降低。

基于神经平面理论，中国医学科学院肿瘤医院在 2011 年提出了"保留神经平面的广泛性子宫切除术（nerve plane sparing radical hysterectomy，NPSRH）"，作为 C1 手术的改良简化方法。NPSRH 以输尿管作为关键解剖标志，将其下方的神经平面进行整体保留，并不对其中的盆腔自主神经丛各个结构进行精细分离，从而简化了步骤。与手术研究同步，本院在北京协和医学院解剖教研室的协助下也开展了一些手术相关解剖研究工作，在新鲜尸体上复盘改良的手术步骤。解剖研究从大体观察到切片取材，均发现输尿管下方神经平面结构的存在（图 7-1）。神经平面在侧方宫旁组织与子宫深静脉

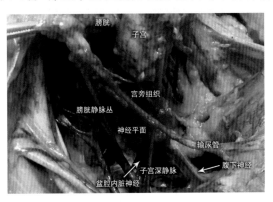

图 7-1　左侧神经平面与周围解剖结构（新鲜尸体解剖）

主干成交叉关系；在接近膀胱的腹侧宫旁部位，神经平面含膀胱支的部分与膀胱静脉丛呈彼此交错关系。提示完整保留神经平面需要保留子宫深静脉主干，膀胱的静脉丛也要在神经平面内侧切断。基于这部分工作，本院提出的 NPSRH 有以下 3 点改良：①在切除背侧宫旁组织时，将输尿管系膜作为神经平面的近端部分整片保留，不对其中的腹下神经束进行解剖；②在处理侧方宫旁组织时，只清除子宫深静脉周围的宫旁淋巴组织，并不切断子宫深静脉的主干。这样处理既减少对下方盆腔内脏神经的损伤，也避免了子宫深静脉由根部切断、上翻对神经平面的破坏。③在处理腹侧宫旁组织时，将子宫深静脉的子宫属支和膀胱属支在输尿管内侧切断，这样就整体保留了输尿管下方神经平面的远端部分，使其中的膀胱支保持完整。本手术的技术特点是以输尿管及下方系膜为标志，充分利用盆腔固有间隙（直肠侧间隙、膀胱侧间隙、冈林间隙和阴道旁间隙）进行操作，整体保留神经组织平面，非常符合当今基于膜系解剖的宫颈癌手术新理念（图 7-2）。

本院研究表明，由于 NPSRH 省略了在宫旁静脉丛中解剖盆腔自主神经丛的复杂操作，使得步骤有很大简化，较 NSRH 手术时间明显缩短，而且有效改善了患者术后膀胱功能和直肠功能，且不影响预后。腹腔镜手术具有视野放大功能，操作精细，有利于对自主神经结构的识别和分离，具有省时、

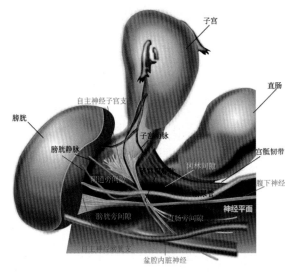

子宫

直肠

自主神经子宫支

膀胱

膀胱静脉

子宫动脉

宫骶韧带

冈林间隙

阴道旁间隙

腹下神经

神经平面

膀胱旁间隙

直肠旁间隙

自主神经膀胱支

盆腔内脏神经

图 7-2　神经平面与周围解剖结构示意图

出血少、恢复快的优点。除全面改善患者术后排尿和排便功能外，输尿管积水发生率也有所降低。此外，针对腹腔镜手术应用双极电凝止血导致自主神经热损伤问题，本院还提出了采用超声刀配合血管夹处理宫旁静脉丛的"低能量操作法"，来保证手术效果。

中国医学科学院肿瘤医院妇科自 2008 年着手进行 NSRH 的改良研究，通过十余年的工作经验，提出了一个基于解剖的"神经平面"理论体系，并建立了一套简化 C1 手术方法。不仅适用于开腹手术（NPSRH），也适用于腹腔镜手术（NPS-LRH），统一称之为"医肿式"。未来这套简化术式的推广将有助于 C1 手术的普及，使更多患者受益。

二、手术步骤与技术要点

1 盆腔淋巴结切除

所有宫颈癌的根治性手术，均应先进行淋巴结的系统切除，这样可以充分暴露侧盆壁的结构和间隙，便于下一步子宫切除的手术操作，特别有利于对侧方宫旁组织深部结构的处理。对于ⅠB期宫颈癌患者，盆腔淋巴结切除高度一般要求达到髂总血管水平。对髂血管周围的盆腔淋巴脂肪组织进行彻底的清除，深部达到闭孔神经下方的盆底肌肉表面，要求整块切除（图 7-3）。

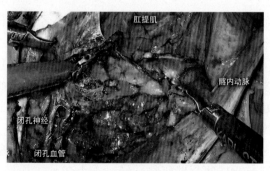

图 7-3　左侧盆腔淋巴结整块切除

2 侧方宫旁组织切除

在盆腔淋巴结切除之后，开始广泛性子宫切

除，先处理侧方宫旁组织。在髂内动脉的内侧，打开膀胱侧间隙和直肠侧间隙，中间就是侧方宫旁组织，包括子宫动脉、静脉和周围的宫旁淋巴脂肪组织（图 7-4）。由于 C 型手术的宫旁组织切除范围较 B 型手术有所增加，所以膀胱旁间隙和直肠旁间隙一定要打得更加充分。这就是常说的 "子宫切多宽，取决于窝儿打多深"。

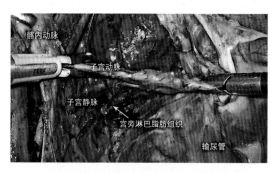

图 7-4　左侧宫旁淋巴组织与子宫血管关系

按照 C 型手术标准，从髂内动脉的子宫动脉起始部位切断子宫动脉。子宫动脉下方有子宫浅静脉，也可以超声刀切断。对子宫动脉下方的宫旁淋巴脂肪组织也进行单独清除。宫旁淋巴结位于膀胱旁间隙和直肠旁间隙之间，包绕子宫深静脉。清除宫旁淋巴结后就暴露了子宫深静脉的主干。子宫深静脉主干的下方可以看到盆腔内脏神经的纤维束，由外侧向内侧，与输尿管系膜内腹下神经束形成的神经平面汇合（图 7-5）。简化 C1

术式处理侧方宫旁组织的方法就是把宫旁淋巴单独清除干净，并不切断子宫深静脉的主干，这样可以避免损伤下方的盆腔内脏神经（图7-6）。这一点与标准的 C1 术式有所不同，C1 型手术在此处会切断子宫深静脉的主干并向内侧翻起，有可能造成难以控制的出血，止血操作会对神经结构造成损伤。其实与侧方根治性相关的是宫旁淋巴结，而不是子宫深静脉。保留子宫深静脉的主干，可减少了很多复杂的止血操作。另外，在这个部

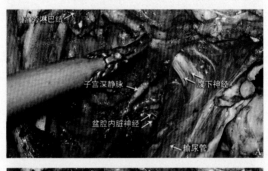

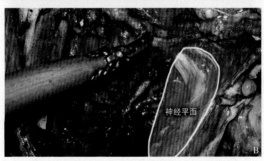

图 7-5 简化 C1 术式处理侧方宫旁组织

A. 单独切除左侧宫旁淋巴结；B. 保留左侧神经平面外侧面

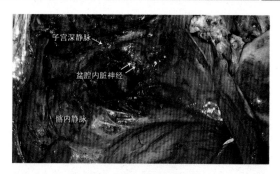

图 7-6　保留左侧子宫深静脉及下方盆腔内脏神经

位子宫深静脉与神经平面处于交叉状态，切断子宫深静脉主干向内侧上翻断端会对神经平面的完整性造成破坏，所以保留子宫深静脉主干是简化 C1 型的主要技术特点之一。

手术操作见视频 7-1、7-2。

视频 7-1　左侧侧方宫旁组织切除

❸ 背侧宫旁组织处理

在处理侧方宫旁组织之后，下一步处理背侧宫旁组织。与前一章介绍的标准 C1 型手术类似，简化 C1 手术在处理背侧宫旁组织之前，

视频 7-2　右侧侧方宫旁组织切除

也要先在输尿管与阔韧带后叶之间分离出冈林间隙。通过暴露冈林间隙，就可以把输尿管下方位于系膜中的腹下神经束与内侧的子宫骶韧带自然分开（图 7-7）。进一步打开子宫直肠反折腹膜，充分下推直肠之后，就可以按照 C 型手术标准在

直肠水平切除子宫骶韧带，其中包括了一部分阴道直肠韧带（图7-8）。

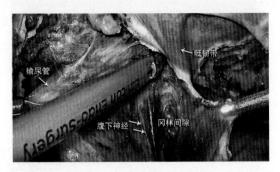

图 7-7　暴露左侧冈林间隙

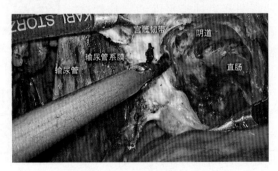

图 7-8　左侧子宫骶韧带切除

在处理背侧宫旁组织时，前面介绍的标准的 C1 方法需要打开输尿管系膜，精细分离出其中的腹下神经束，再进行保留。本章介绍的简化 C1 手术的技术要点是要把输尿管系膜作为神经平面与输尿管一起成片保留，不再分离其中的腹下神经束（图7-9）。多数患者的腹下神经束非常细小，精细分离操作本身就可以造成神经损伤，而且步骤复杂。这一技术要点上，简化 C1 型手术步骤相对简单，而且维持了输尿管系膜内腹下神经结构的完整性。

手术操作见视频 7-3。

视频 7-3 背侧宫旁组织切除

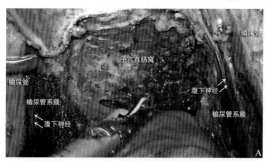

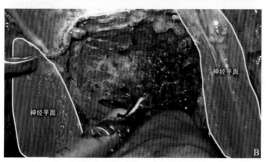

图 7-9 简化 C1 手术

A. 不再分离输尿管系膜中的腹下神经；

B. 将输尿管系膜作为神经平面成片保留

④ 下推膀胱

处理完背侧宫旁组织，将子宫骶韧带切断以

后，整个子宫向头侧的活动度增加，有利于膀胱下推、输尿管游离及腹侧宫旁组织的处理。因此，子宫根治性切除应按照"先背后腹"的手术顺序。在处理腹侧宫旁组织前先进行下推膀胱和游离输尿管操作。对于下推膀胱这一步骤，简化 C1 手术与前述的 C1 手术相同。技术要点是把子宫置于水平方向，打开膀胱子宫反折腹膜后，将膀胱向腹侧拉起，注意找到膀胱和阴道壁之间的疏松界限，根据这个界限就可以将膀胱充分下推，且不会引起出血（图 7-10）。膀胱不但要向正下方深度下推，还要向侧下方推，推出阴道旁间隙。深度下推膀胱和暴露阴道旁间隙对于子宫根治性切除非常重要。借助阴道旁间隙可以将输尿管潜行在膀胱壁内的壁段自然推开，这样处理降低了解剖输尿管"隧道"的难度（图 7-11）。前面章节已经反复强调过这一非常实用的操作技巧。

视频 7-4　下推膀胱

　　手术操作见视频 7-4。

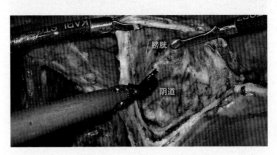

图 7-10　分离膀胱与阴道壁之间的疏松组织界限

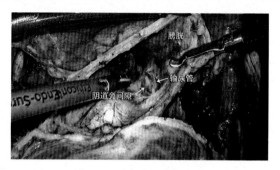

图 7-11 暴露阴道旁间隙

5 输尿管处理

　　膀胱充分下推以后就要进行输尿管"隧道"处理。前一章已经介绍了标准 C1 型手术的输尿管处理方法，简化 C1 型手术处理输尿管的技术要点与之相同。所谓"隧道"分为两部分，即子宫动脉输尿管滋养支和膀胱浅静脉。处理输尿管"隧道"首先碰到的是子宫动脉跨越输尿管形成的滋养支，就是所说的"桥下流水"（图 7-12）。这个步骤先要"过河拆桥"，把滋养支逐根切断。就可以把子宫动脉向上翻起，有时还需要切断子宫动脉的下行支，这样子宫动脉就彻底与输尿管分开了。切断输尿管上方的血管时要注意确切闭合。继续向膀胱方向分离，会遇到输尿管"膝部"，此处有一根连接膀胱与宫颈的小血管横跨，称之为膀胱浅静脉。超声刀切断膀胱浅静脉以后，就可以将输尿管完全外推（图 7-13）。所以与其说输尿管"隧道"是被打开的，不如说是被推开的。通过把膀胱和输尿管一起向外侧牵拉，展开间隙来创造操作空间，并按照解剖结构操作，可以使游离输尿管"隧道"这一复杂步骤变得简单，同时也减少出血和输尿管损伤的风险。在本章介绍的简化型 C1 手术中，应始终注意不要把输尿管下方完全游离，以保持输尿管及系膜的连续性。

视频 7-5 左侧输尿管处理

手术操作见视频 7-5、7-6。

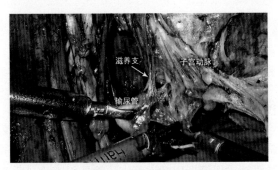

图 7-12 输尿管与子宫动脉的解剖关系

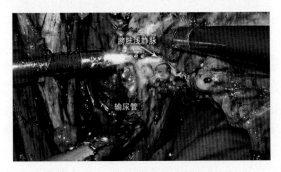

图 7-13 输尿管膝部的膀胱浅静脉

⑥ 腹侧宫旁组织处理

视频 7-6　右侧
输尿管处理

接下来的步骤是处理腹侧宫旁组织。腹侧宫旁组织就是经常说的膀胱宫颈韧带，其实就是输尿管下方的膀胱静脉丛和宫旁静脉丛，这些静脉丛都是由子宫深静脉的属支组成的，此处是宫颈癌根治术的主要出血部位，出血的主要原因是对静脉的处理不够精细化。子宫深静脉一般包括子宫属支、膀胱中静脉和膀胱下静脉 3 根，这些属支与神经平面在宫旁呈现交叉状态。为了保持远端神经平面内的盆腔自主神经丛膀胱支免受损伤，简化 C1 型手术处理腹侧宫旁组织时选择在神经平面的内侧闭合、切断子宫深静脉的属支。闭合这些静脉分支时采用血管夹夹闭，可以避免使用双极电凝对自主神经组织造成热损伤。使用血管夹的前提是要对静脉丛进行精细分离，静脉逐根处理。这种改

视频 7-7　左侧腹
侧宫旁组织切除

良手术的要点是"神经成片保留，不能逐根分离，但是对静脉尽量做到逐根分离"。这样做止血更加确切，对神经的保护也更加到位。这样处理腹侧宫旁组织以后，盆腔自主神经的膀胱支也在神经平面中得以完整保留（图 7-14）。

视频 7-8　右侧腹
侧宫旁组织切除

手术操作见视频 7-7、7-8。

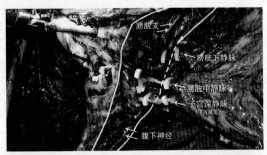

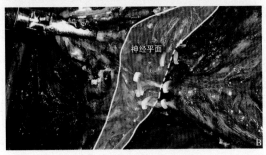

图 7-14　腹侧宫旁组织处理

A. 在输尿管内侧切除腹侧宫旁的静脉丛；
B. 保留输尿管下方的神经平面

⑦ 阴道切除

处理完腹侧宫旁组织之后，就可以环形切开阴道，切除子宫标本。按照 C1 型手术的要求，阴道切除长度保持在距离病灶 2 cm 处。

⑧ 术后神经平面展示

术后可以看到与输尿管一起保留的神经平面。由内侧观察可以发现神经平面为输尿管系膜向膀胱的延伸部分，内可见与输尿管平行的自主神经束，输尿管膀胱入口下方可见膀胱支（图 7-15）。由神经平面的外侧面观察，可见子宫深静脉下方的盆腔内脏神经与神经平面内的腹下神经汇合（图 7-16）。由于子宫深静脉未从主干部位切断向内翻起，从而保护了神经平面的完整性未受到破坏。总结起来，简化 C1 手术

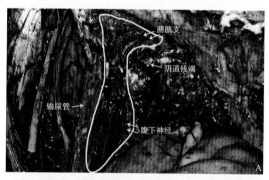

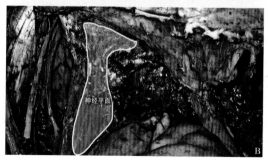

图 7-15　术后神经平面（内侧观察）

A. 保留的腹下神经及膀胱支位于神经平面内；B. 神经平面内侧面

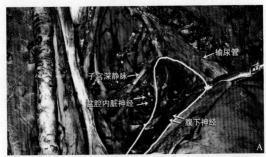

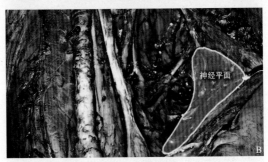

图 7-16　术后神经平面（外侧观察）

A. 与子宫深静脉一起保留的盆腔内脏神经汇入神经平面；

B. 神经平面外侧面

有 3 个特点：①输尿管与下方自主神经平面整体保留；②彻底清除宫旁淋巴结，保留子宫深静脉的主干部分；③在神经平面内侧切断子宫深静脉的属支，采用低能量化处理。

手术操作见视频 7-9。

视频 7-9　术后保留的神经平面展示

第8章 C2 型手术

对应术式 经典的宫颈癌根治术

输尿管处理 完全游离

子宫动脉处理 髂内动脉

侧方宫旁组织切除 髂血管内侧水平（不保留盆腔内脏神经）

腹侧宫旁组织切除 膀胱水平（不保留膀胱支）

背侧宫旁组织切除 骶骨水平（不保留腹下神经）

阴道切除 切除 2 cm 或根据实际需要

今后可能适应证 ⅠB2～ⅡA2 期（FIGO 2018），不适合 C1 型手术患者

一、概　述

C2 型手术与经典的广泛性子宫切除手术对应，是应用最为普遍的一种宫颈癌根治性手术方式。指征针对ⅠB-ⅡA 期的宫颈癌患者。

传统的宫颈癌根治术已经经历了一百多年的历程。1898 年奥地利的妇科专家 Wertheim 建立了经腹的广泛性子宫切除术，从而开创了宫颈癌根治性

手术治疗的先河。在同一年代，美国 John Hopkins 医院的妇科专家 Clark 与 Kelly 也在尝试开展广泛性子宫切除术。由于受到当时麻醉、输血、抗生素等多方面条件的限制，开腹完成宫颈癌根治术需要冒非常大的风险，并发症发生率很高。1902 年另一位奥地利妇科专家提出了经阴式的广泛性子宫切除，相较开腹手术出血少、恢复快，而且手术风险较低。但也有学者诟病阴式手术宫旁组织切除的范围受限，会影响手术的根治性。发源于欧美的宫颈癌根治术的特点是大范围的切除子宫骶韧带与主韧带，对于膀胱宫颈韧带的切除缺乏重视。

20 世纪初期，以冈林秀一为代表的日本学者也在致力于创建一套独立于欧美的宫颈癌根治性手术方法。冈林秀一一生完成了 3000 余例宫颈癌根治术，1921 年他提出了"冈林术式"，成为日本宫颈癌根治性手术的基石。冈林术式的特点是除了广泛性切除骶、主韧带以外，还单独处理了膀胱宫颈韧带，使得膀胱进一步下推，宫旁组织的切除范围扩大。所以日本学者把ⅡB 期宫颈癌也列为冈林手术的指征。冈林手术切断膀胱宫颈韧带会伤及其中的盆腔自主神经丛结构，引起的术后膀胱功能障碍问题突出。所以，之后的日本学者一直致力于研究如何在根治术中保留盆腔自主神经，具有代表性的是小林隆在 20 世纪 60 年代提出的"东京方法"。

同样在 20 世纪的 60 年代，美国妇科专家 Meigs 提出将盆腔淋巴结切除术加入宫颈癌根治术中。从此，宫颈癌根治术统一称为"Wertheim-Meigs手术"。但是，宫颈癌根治性手术的术式其实并未统一，学者们各自描述的手术方法之间有很大差异。为了将术式规范化，1974年美国M. D. Anderson癌症中心的妇科专家Piver提出了第一版宫颈癌根治性手术的分型标准，即Piver 5型手术分型系统，当今妇科肿瘤医师已经非常熟悉。标准的宫颈癌根治术（Wertheim-Meigs）归为Ⅲ型手术，分型标准是术中需完全游离输尿管，子宫动脉由根部切断，骶、主韧带切除到根部，阴道切除1/2。Ⅲ型手术是对宫颈浸润癌最为普及的一种手术方式。

Piver Ⅲ型手术基于欧美的根治术体系，强调大把钳夹、根部切断主韧带和子宫骶韧带，不包括对膀胱宫颈韧带中静脉丛的单独处理，所以大出血和副损伤等并发症的发生率高。另外，Piver Ⅲ型手术强调阴道切除1/2，严重影响了术后患者的生活质量。20世纪70年代宫颈癌放疗技术获得了长足发展，特别是后装近距离治疗取代了传统的镭疗，提高了宫颈癌的治疗效果。相对于根治性手术，采取放射治疗更加安全。所以，宫颈癌根治性手术的发展一度停滞。

20世纪90年代以来，随着医学的进步，新理念与新技术不断应用于宫颈癌的根治性手术。在保证手术根治性的同时日益提倡提高患者术后生活质量，保留盆腔自主神经的广泛性子宫切除术成为研究的热点。这项新技术涉及精细的盆腔解剖结构，倒逼研究者对子宫周围的解剖进行再认识。其中提出了两个比较重要的理念，一项是日本学者 Yabuki 提出的子宫供应系统与支持系统理论，该学者认为主韧带是子宫的供应系统，包括血管、淋巴组织和自主神经，子宫骶韧带属于子宫的支持系统，属于真正的韧带，手术应该对不同的解剖结构进行精细化处理。另一项是德国学者 Höckel 提出的子宫全系膜切除（total mesometrial resection，TMMR）理念，该理念认为肿瘤播散初期会局限在子宫的米勒管生发单元——"子宫系膜"（包括子宫、宫颈、阴道上段、宫旁血管及淋巴组织）内，将子宫系膜整体切除，可以增加手术根治性。按照以上理念，宫颈癌根治术应基于膜性结构，临床确实不能再以韧带的切除宽度作为手术根治性的标准。

20 世纪 90 年代以来，医学的进步还体现在微创手术的广泛应用。1989 年法国妇科手术专家 Darget 率先完成了首例腹腔镜的宫颈癌根治术。此后一些研究也证明腹腔镜应用于宫颈癌具有创伤小、出血少、患者术后恢复快、并发症少等多项优势。但是，最近发表于《新英格兰医学杂志》的前瞻性研究结果却发现腹腔镜手术的肿瘤结局差于开腹，目前并不鼓励对于宫颈癌患者实施腹腔镜手术。经历以往很长一段时期腹腔镜根治术的广泛开展，临床医生已经养成了应用腹腔镜放大的术野，精细处理每一解剖结构的手术习惯。更希望微创的大趋势不被改变，改变的是腹腔镜手术的方法，通过加强无瘤操作来避免手术对预后的不良影响。

　　这一切新理念、新技术催生了宫颈癌手术新分型，"淡化韧带，强调结构"正是 Q-M 手术新分型的主要原则。C 型手术虽然与标准的 Piver Ⅲ 手术相类似，但界定切除范围的解剖标志更为明确。包括：将子宫动脉由髂内动脉起始部切断，输尿管彻底游离，在髂内血管水平切除侧方宫旁组织，腹侧宫旁的膀胱宫颈韧带切除到膀胱水平，背侧宫旁的子宫骶韧带要求切除到骶骨水平。与 Piver Ⅲ 手术只强调骶、主韧带切除不同，C 型手术强调在背侧、腹侧及侧方三个维度上进行宫旁组织切除。C 型手术的阴道切除长度仅要求距离病灶 2 cm，较 Piver Ⅲ 手术 "切除 1/2 阴道" 明显减少，保证了患者术后生活质量。本章所介绍的 C2 型手术是不保留盆腔自主神经的 C 型手术，技术难度低于 C1 型手术。虽然 Q-M 分型推荐 C1 型手术是未来的主流，但由于解剖原因或技术原因不能保留盆腔自主神经，或者肿瘤侵及范围影响神经保留，抑或肿瘤具有嗜神经因素时，出于安全考虑，均应实施 C2 型手术。C2 型手术的切除范围较 C1 型手术有所扩大，Q-M 分型推荐 C2 型手术的指征为Ⅰ B～ⅡA 期中肿瘤大体积的局部晚期患者，或者偏早的ⅡB 期患者也适合本术式。虽然经典广泛性子宫切除术已经广泛开展，但如何按照 Q-M 新分型标准完成 C2 型手术，临床医师仍需要更新理念和技术。

二、手术步骤与技术要点

① 盆腔淋巴结切除

　　手术开始要先进行一个彻底的盆腔淋巴结切除。C2 型手术一般针对期别偏晚的宫颈癌患者，淋巴转移概率较大，对于盆腔淋巴结切除要求也高。要求清除髂血管周围的全部淋巴脂肪组织，清扫的下界一定要达到肛提肌表面，而且要做到整块切除（图 8-1）。通过淋巴清扫，暴露了侧盆壁的所有结构，同时也识别了输尿管的走行，为子宫大范围切除创造了条件。

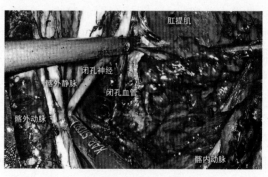

图 8-1　左侧盆腔淋巴结系统切除

② 侧方宫旁组织切除

　　在完成盆腔淋巴结切除后，处理侧方宫旁组织一般比较顺势。由侧方切断子宫的主要血供后可以减少后续手术步骤的出血。处理侧方宫旁组织前，首先还是先打开膀胱旁间隙和直肠旁间隙。C2 型手术要把侧方宫旁组织切除到根部。因此，先将膀胱旁间隙和直肠旁间隙打到盆底，找到宫旁组织的根部，再进行切除是很好的操作技巧，即所谓"刨根问底"。直肠侧间隙底部要显露髂内静脉和分支，膀胱侧间隙底部要到肛提肌表面（图 8-2）。侧方宫旁结构就是以前所说的主韧带，实际上是一个由子宫动脉、静脉、周围淋巴脂肪组织，以及下方盆腔自主神经组成的复合结构，是子宫的一套供应系统。所以，新分型中删除了主韧带的概念，就是要求术者对这些结构进行单独的精细化处理。

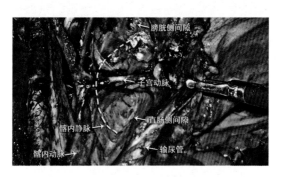

图 8-2　C2 型手术侧方宫旁组织切除范围

对膀胱侧间隙和直肠侧间隙之间的侧方宫旁组织进行分离，就可以清晰地看到供应子宫的血管，包括子宫动脉，子宫浅静脉和子宫深静脉（图 8-3）。

基于精细化解剖的手术，要求由浅入深，将这些血管进行分开处理。这与传统根治术"眉毛胡子一把抓"式的钳夹主韧带的方法是不一样的。按照C2型手术标准，首先是根部切断子宫动脉。进而分离出子宫深静脉的主干，并从髂内静脉处闭合、切断（图8-4）。子宫深静脉主干如果在根部闭合不全的话，会向髂内静脉回缩，引起难以控制的深部盆腔出血，这里采用血管夹闭合大的静脉比较安全。子

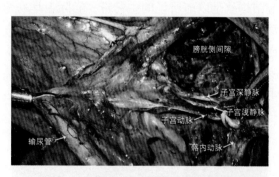

图 8-3　右侧侧方宫旁组织的子宫血供

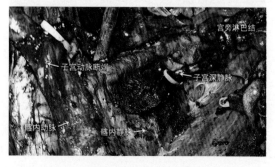

图 8-4　根部切断左侧子宫深静脉主干

宫动脉和子宫深静脉之间，以及子宫深静脉周围就是宫旁的淋巴脂肪组织，这是距离宫颈原发肿瘤最近的一组淋巴结，需要重点清除（图 8-5）。为了避免术后病理检查对宫旁淋巴结的遗漏，推荐采用单独切除送检的方法。根部切断子宫深静脉有利于彻底清除其周围的淋巴脂肪组织。按照 C2 型标准对子宫深静脉下方的盆腔内脏神经不去刻意保留。

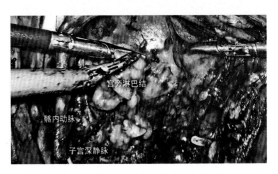

图 8-5　单独切除左侧宫旁淋巴结

宫旁的静脉有时会出现变异。多数情况下膀胱静脉是与子宫深静脉是从一个主干发出的，但有时膀胱静脉会在子宫深静脉的尾侧由髂内静脉直接发出（图 8-6）。处理这些静脉主干时一定要分离清楚、闭合确切，否则引起髂内静脉出血会比较凶险。采用血管夹处理比双极电凝处理更加保险。

先处理侧方宫旁组织，切断膀胱和子宫静脉的主干，有利于阻断血运，减少后续手术步骤的出血。另外，C2 型手术主要针对局部晚期的患者，先

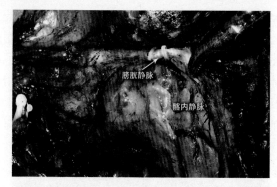

图 8-6 闭合由右侧髂内静脉直接发出的膀胱静脉

处理肿瘤的主要血管供应也符合无瘤操作原则。

手术操作见视频 8-1、8-2。

③ 背侧宫旁组织切除

视频 8-1 左侧侧方宫旁组织切除

在处理侧方宫旁组织后开始处理背侧宫旁组织，就是彻底切除子宫骶韧带，并包括一部分的阴道直肠韧带。对于子宫骶韧带可疑受侵的病例，大范围的切除背侧宫旁组织可以达到手术根治效果。按照 Q-M 分型标准，C2 型手术背侧宫旁

视频 8-2 右侧侧方宫旁组织切除

组织的切除范围比 C1 型扩大，要求达到骶骨水平，增加手术根治性。在大范围切除子宫骶韧带之前要做好充分的准备工作，后方的盆腔腹膜也要选择在距离子宫更远的部位打开（图 8-7）。打开子宫直肠

反折腹膜后，要准确分离直肠与阴道壁之间的间隙。利用直肠和阴道之间的间隙，将直肠充分的下推（图 8-8）。输尿管要向侧宫旁方向充分游离（图 8-9），并与内侧的阔韧带后叶腹膜彻底分离，输尿管下方的系膜也要完全打开（图 8-10）。为了保证大范围切除子宫骶韧带，需要注意将直肠充分下推，并将输尿管充分外推。只有充分做好这些准备工作，才能将以子宫骶韧带为主的背侧宫旁组织在直肠

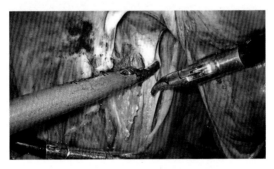

图 8-7　切开子宫直肠反折腹膜

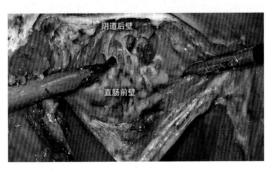

图 8-8　充分下推直肠

外下方切除，接近了骶骨的水平（图 8-11）。为了达到 C2 型手术的肿瘤根治性，对于子宫骶韧带外侧的腹下神经束不再保留，而是随着子宫骶韧带一起切除（图 8-12）。

视频 8-3　背侧宫旁组织切除

手术操作见视频 8-3。

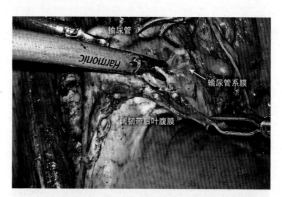

图 8-9　向侧宫旁方向充分游离左侧输尿管

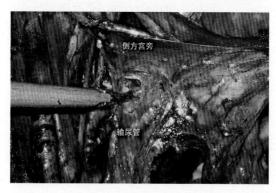

图 8-10　打开左侧输尿管系膜

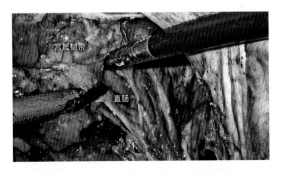

图 8-11　直肠外侧切除子宫骶韧带

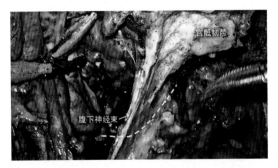

图 8-12　腹下神经与左侧子宫骶韧带一起切除

④　下推膀胱

宫颈癌根治性手术的顺序一般是在处理完侧方宫旁组织和背侧宫旁组织以后,再开始进行腹侧宫旁的切除。因为在切除侧方和背侧宫旁组织以后,子宫会获得很大的活动度,这样有利于下面要进行的膀胱下推和输尿管游离步骤。首先打开膀胱子宫腹膜反折,将膀胱下推。C2 型手术宫旁切除范围有所增加,所以要求更加深度的下推膀胱。深度下推膀胱时要特别注意层次,层次不对很容易导致出血和损伤膀胱。操作要点是将膀胱用无损伤钳向腹侧牵拉,暴露出膀胱与阴道壁之间的疏松间隙,按照这个间隙下推层次就是正确的(图8-13)。另外,膀胱不但要向正下方推,也要朝外下方推,暴露出阴道旁间隙。利用阴道旁间隙可以缩短游离输尿管"隧道"的距离(图8-14)。

视频8-4 下推膀胱

手术操作见视频8-4。

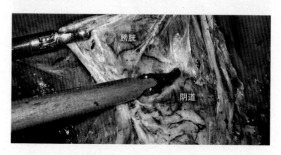

图8-13 深度下推膀胱

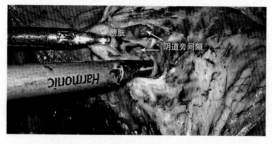

图8-14 充分暴露左侧阴道旁间隙

5　输尿管处理

C2 型手术要求彻底游离输尿管。这一步骤处理输尿管的方法与前面章节介绍的 C1 型手术类似。先是切断子宫动脉的输尿管滋养支,使子宫动脉与输尿管分离。再切断横跨输尿管上方的膀胱浅静脉,处理所谓"膝部",就可以将输尿管游离外推。与 C1 型手术不同的是,C2 型手术清除了输尿管周围的所有组织,不但包括滋养血管,也包括下方的下腹下神经丛(图 8-15)。对输尿管的彻底游离,使得输尿管血供减少、去神经支配及失去下方系膜结构的支持,都会使输尿管变得脆弱,术后积水和输尿管瘘的发生风险增加。所以,此部位一定注意分清解剖层次,精细操作,避免输尿管周围的电凝止血引发的电热损伤。输尿管彻底游离后,已经切除的侧方宫旁组织(主要包括

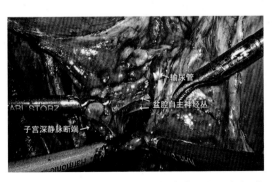

图 8-15　盆腔自主神经丛与左侧宫旁组织一起切除

子宫血管）就可以要从外侧向子宫方向完全翻起（图 8-16）。最后只需要处理膀胱宫颈韧带就可以完成腹侧宫旁组织的切除。

手术操作见视频 8-5。

视频 8-5　左侧
输尿管处理

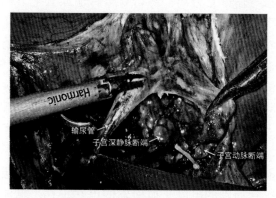

图 8-16　左侧子宫深静脉断端与宫旁组织一同翻起

⑥ 腹侧宫旁组织切除

C2 型手术要求在膀胱壁水平切除腹侧宫旁组织。腹侧宫旁组织就是膀胱宫颈韧带，由前叶和后叶构成，中间夹着输尿管。之前讲的游离输尿管的操作就是在处理膀胱宫颈韧带前叶。输尿管游离外推后，就可以处理膀胱宫颈韧带后叶。这一步骤中，利用扩大阴道旁间隙，来缩短膀胱宫颈韧带的处理长度，这是一个非常实用的操作技巧（图 8-17）。膀胱宫颈韧带后叶实际上就是的膀胱和宫旁静脉丛。

这个部位操作要特别注意，对静脉分离不够精细，或是贴近子宫操作，都可能切破静脉壁，引起大量出血。如果输尿管没有充分被游离开，止血操作有造成输尿管损伤的危险。处理膀胱宫颈韧带后叶的技术要点是将输尿管和膀胱一起向同侧外上牵拉，扩大输尿管下方与静脉丛之间的间隙，为处理静脉丛操作制造充足的空间（图 8-18）。另外，膀胱静脉丛一般由膀胱中静脉和膀胱下静脉的属支形成。

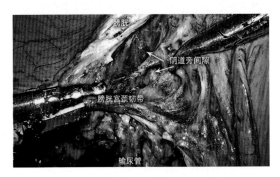

图 8-17 左侧膀胱宫颈韧带处理

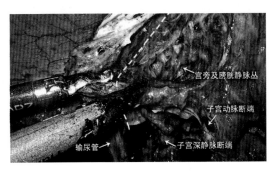

图 8-18 左侧腹侧宫旁组织切除范围

在靠近膀胱的位置分出这些静脉逐根切断，能有效减少出血。采用血管夹夹闭静脉，再用超声刀切断，要比采用双极电凝凝闭血管止血更加确切，而且避免了热损伤（图 8-19）。但前提是要对这些静脉进行精细地分离和裸化。

视频 8-6 左侧腹侧宫旁组织切除

手术操作见视频 8-6。

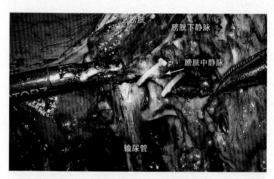

图 8-19 血管夹闭合腹侧宫旁内静脉

7 阴道切除

处理完宫旁组织，就可以切开阴道，切除子宫标本。与 C1 型一样，C2 型手术的阴道切除也要求 2 cm，但对于阴道受侵的患者，要根据实际情况，保证距离病灶达到 2 cm 的安全阴道切缘。

8 手术切除效果

手术完成后，可以看到输尿管下方自主神经结构未保留，输尿管被完全游离，盆腔实现了骨骼化（图 8-20）。宫旁组织得到最大范围的切除（图 8-21）。

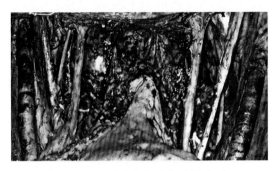

图 8-20 C2 型手术术后盆腔展示

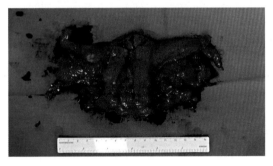

图 8-21 C2 型手术切除的子宫标本

第 9 章　Q-M 新分型的淋巴结处理方法

淋巴结转移是影响宫颈癌患者预后的最主要因素。在 2018 年宫颈癌国际妇产科协会（FIGO）新分期中，淋巴结转移首次纳入，并被列为Ⅲ期。淋巴结处理必将成为未来宫颈癌根治性手术的重要课题。

一、Q-M 新分型的淋巴结分级切除

传统的宫颈癌根治性手术包括子宫的广泛性切除及盆腔淋巴结清扫两部分，一直被视为一种不可分割的"标准配置"。但是只进行盆腔淋巴结切除在一些情况下并不充分。宫颈癌的淋巴结转移具有典型的"逐站式"转移特性。肿瘤首先发生盆腔淋巴结转移，再向上转移到下一站——髂总淋巴结，转移到髂总淋巴结之后再逐站转移到低位腹主动脉旁，最后到高位腹主动脉旁淋巴结。"跳跃式"转移的现象非常罕见。因此，对于宫颈癌患者可能要根据病情扩大淋巴结切除范围，如果患者前一站发生淋巴结转移，则要进行

后一站的淋巴结切除。在 Q-M 新分型中强调了这个原则，提出了淋巴结分级切除这一理念。由盆腔到高位腹主动脉旁区域按照动脉解剖标志分为四级水平：1 级为髂内及髂外动脉水平；2 级为髂总动脉水平（包括骶前区域）；3 级为腹主动脉的肠系膜下动脉水平；4 级为腹主动脉的肾血管水平（图 9-1）。宫颈癌根治术中常规实施的盆腔淋巴结切除达到 2 级水平，如果这一级淋巴结转移，则需将淋巴结切除扩大到低位腹主动脉水平（3 级）或者高位腹主动脉水平（4 级）。在今后实施的 Q-M 新分型中，淋巴结切除水平应按级别准确描述，淡化"盆腔淋巴结切除""腹主动脉旁淋巴结切除"这种传统描述方法。下面对 2、3、4 级水平淋巴结切除的手术步骤及技术要点进行介绍。

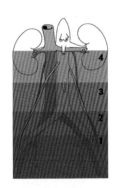

图 9-1　Q-M 分型淋巴结切除的 4 级水平

① 2 级淋巴结切除（盆腔淋巴结切除）

宫颈癌的 2 级淋巴结切除手术包括对髂内、外及髂总血管周围淋巴结的系统切除。手术开始要分清淋巴切除的界限。先把盆腔侧壁腹膜沿着髂外血管方向打开，髂外血管是淋巴切除的外侧界限。圆韧带是淋巴切除的下界，为了便于下一步操作，圆韧带要尽量在根部切断。不需要保留卵巢的患者，应在高位处理骨盆漏斗韧带。操作时要先识别输尿管的走行，以免在此损伤输尿管（图9-2）。高位处理骨盆漏斗韧带方便对髂总淋巴结的切除。髂总淋巴结是淋巴切除的上界。内侧界是髂内动脉，这也是盆腔淋巴切除与子宫广泛切除的界限。髂内动脉应该尽早暴露，并且顺势打开其外侧的闭孔间隙达到肛提肌表面，这就是淋巴切除的底部界限（图9-3）。

手术一般先切除髂总淋巴结，如术中发现髂

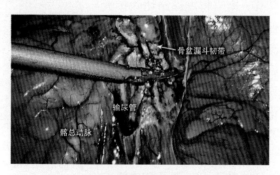

图 9-2　高位切断左侧骨盆漏斗韧带

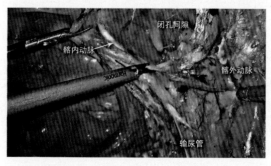

图 9-3　右侧盆腔淋巴结切除的界限

总淋巴结发生转移，按照宫颈癌淋巴分级切除的原则，还要向上切除腹主动脉旁淋巴结。髂总血管表面有输尿管跨越，所以切除髂总淋巴结时要注意将输尿管牵离术野。另外，髂总静脉前壁有时会有小的静脉穿支进入淋巴脂肪组织，过度牵拉容易造成静脉壁撕开出血，此处采用超声刀闭合、切断比较安全（图 9-4）。切除髂总淋巴结脂肪组织时还要注意不要损伤外侧腰大肌表面的生殖股神经（图 9-5）。

视频 9-1　左髂总淋巴结切除

手术操作见视频 9-1。

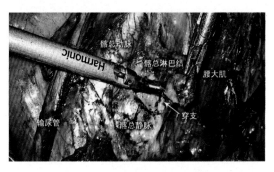

图 9-4　右侧髂总淋巴结分离

切除髂总淋巴结后，就可以沿着髂外血管外侧打开，分出淋巴结切除的外侧界限。在这一步骤中要持续注意保护外侧的生殖股神经（图 9-6）。这组神经非常脆弱，损伤后术后很多患者会出现了腹股沟和股内侧的皮肤麻木。分离淋巴结切除外侧界到达髂外动脉尾侧时，还要注意避免损伤旋髂深静脉（图 9-7）。

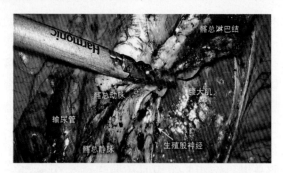

图 9-5 右侧髂总淋巴结切除

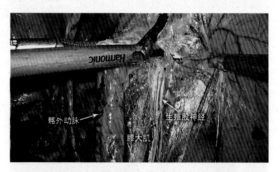

图 9-6 分离盆腔淋巴切除的外侧界限

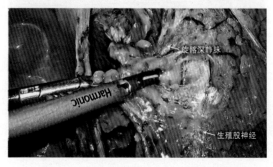

图 9-7 分离盆腔淋巴切除的尾侧界限

　　Q-M 分型中强调切除髂外血管外侧与腰大肌之间的淋巴结对于保证手术的根治性是非常重要的。因此，手术要先打开髂外血管与腰大肌之间的间隙，采用外侧入路。分离间隙时要注意避免髂外静脉壁的损伤。外侧间隙暴露后，应先分离出闭孔神经，并给予保护，这样方便了切除髂外血管外侧深部淋巴结的操作（图 9-8）。如果不采用外侧入路，这部分淋巴结就会被遗漏。这个部位淋巴结周围有很多关键结构，包括闭孔神经、神经腰骶干和横跨两组神经之间的髂腰静脉，呈现两组神经中间夹着一层血管的"三明治"结构（图 9-9）。髂腰静脉出血止血较困难，电凝止血可能直接造成腰骶干的损伤，术后影响下肢坐骨神经功能，难以恢复。继续向尾侧操作还会遭遇髂内外静脉的分叉部位，即所谓"虎口"，这个部位的静脉损伤会引起凶险的出血，很难修补（图 9-10）。外侧入路操作方便了"虎口"部位的暴露，增加了操作安全性。

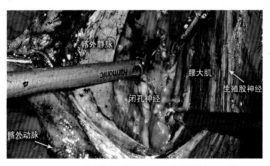

图 9-8　右侧盆腔淋巴结切除的外侧入路

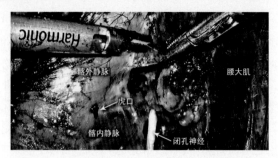

图 9-9 "三明治"解剖结构

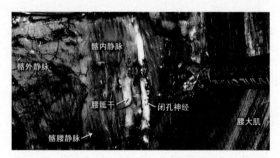

图 9-10 "虎口"外侧解剖结构

手术操作见视频 9-2。

处理完髂外血管外侧的淋巴脂肪组织之后，操作转向髂外血管内侧。把髂外血管周围淋巴脂肪组织向内侧闭孔窝的部位集中。技术要点是牵拉髂外血管和淋巴脂肪组织，形成一定的张力，再用超声刀

视频 9-2 左髂外血管外侧淋巴结处理

将淋巴脂肪组织由血管表面剥离（图 9-11）。超声刀是低能量器械，贴近血管操作非常安全。但要注

意分清髂外静脉的血管壁，在下方损伤到静脉血管壁将会非常危险，因为看不见破口，修补起来会很困难。操作到了耻骨支表面的地方还要注意勿伤及旋髂后静脉。向深部超过耻骨支就可能遭遇闭孔神经。由于受腹腔镜二维视觉的限制，难以辨别超声刀头的切除深度，会误伤闭孔神经，这是闭孔神经的第一个易断点，此处应对闭孔神经先行辨识，再进行切除淋巴脂肪组织的操作（图 9-12）。

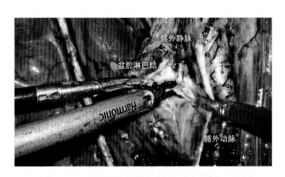

图 9-11　右侧盆腔淋巴结切除的内侧入路

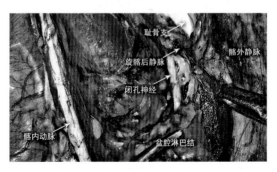

图 9-12　耻骨支下方的解剖结构

在淋巴结脂肪组织与髂血管完全分离以后，就可以将淋巴结整块与侧盆壁分离，此处注意闭合盆壁的小血管穿支。"虎口"一端的闭孔神经始终要清晰暴露，以免被虎口"咬断"，这是闭孔神经的第二个易断点（图9-13）。继续将盆腔淋巴脂肪组织与闭孔神经分离，切除到闭孔神经以下的盆底肌肉层。这里可以看到与闭孔神经平行的闭孔静脉，还有盆底髂内静脉丛，这些静脉也容易造成难以控制的出血，所以也叫"狼窝"（图9-14）。腹腔镜下的精细操作有助于克服这些艰难险阻。将一侧盆腔淋巴脂肪组织与盆底静脉丛分离以后，就可以在盆底肌肉表面将其整块切除。整块切除很好地体现了恶性肿瘤手术的"无瘤原则"。

视频9-3 左髂外血管内侧淋巴结处理

手术操作见视频9-3。

腹腔镜下左侧淋巴结切除一般比右侧困难，因为术野过于靠近主刀一侧，操作难

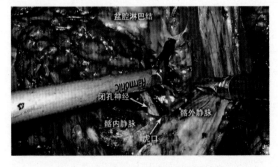

图9-13 "虎口"内侧的解剖结构

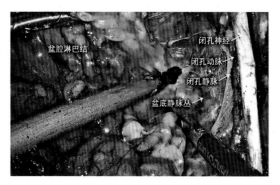

图 9-14　"狼窝"的解剖结构

以施展。左侧的淋巴切除更需要助手向对侧牵拉和暴露。髂内动脉是淋巴结清扫的内侧界限要先暴露出来。在分离髂内血管的同时顺势识别输尿管，并尽早将输尿管移出术野。闭孔窝也要先打开到盆底，暴露肛提肌，这是淋巴清扫的下界（图 9-15）。

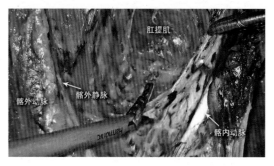

图 9-15　左侧盆腔淋巴结切除的界限

　　左侧髂总淋巴结也要先单独切除送检。切除左侧髂总淋巴结是比较困难的。注意髂血管向腰大肌发出的小血管要认真闭合切断，切除髂总淋巴结时也要注意保护左侧的生殖股神经（图9-16）。

视频9-4 右髂总淋巴结切除

手术操作见视频9-4。

在顺着髂外血管外侧分离出淋巴切除的外侧界。操作要一直注意保护生殖股神经，有时可以看到生殖股神经会发出两支——生殖支和股支，要尽量保全（图9-17）。

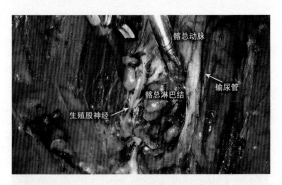

图9-16 左侧髂总淋巴结切除

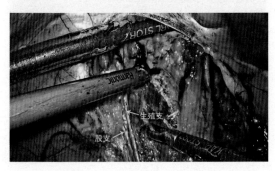

图9-17 左侧生殖股神经保护

在髂外血管和腰大肌之间打开外侧间隙，左侧盆腔淋巴结切除外侧入路操作比较顺手，特别是便于切除髂外血管和腰大肌之间的淋巴脂肪组织。这部分淋巴结清除之后可以清晰地暴露闭孔神经、腰骶干和髂腰静脉及这一侧髂腰血管（图 9-18）。这个位置空间狭小，结构密集，需要助手拉开血管，创造出充分的操作空间才会安全。

视频 9-5　右髂外血管外侧淋巴结处理

手术操作见视频 9-5。

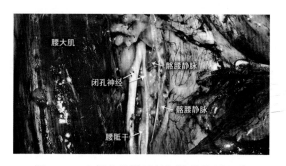

图 9-18　左侧盆腔淋巴结切除的外侧入路

手术转向髂外血管内侧。将淋巴脂肪组织向内侧拉起，按照顺序先把淋巴脂肪组织与髂外动脉分离，再与髂外静脉分离，最后与盆侧壁肌肉分离。分离至耻骨支下方时注意保护闭孔神经。分离到闭孔神经下方时注意避免闭孔静脉的损伤。最后在肛提肌表面，将左侧盆腔淋巴脂肪组织整块切除（图 9-19）。

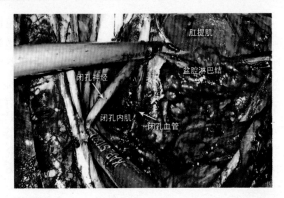

图 9-19 左侧盆腔淋巴结切除的内侧入路

手术操作见视频 9-6。

视频 9-6 右髂
外血管内侧淋巴
结处理

② 3 级淋巴结切除（至肠系膜下动脉水平的腹膜后淋巴切除）

　　按照淋巴结分级切除标准，如果患者有髂总淋巴结有转移，或者 IB3 或 II A2 期的宫颈癌局部晚期者，肿瘤发生腹主动脉转移的可能性增加。对这部分患者需要进行 3 级淋巴结切除，即盆腔至肠系膜下动脉水平的腹膜后淋巴结切除术。盆腔淋巴结切除术上面已经进行了详细描述，下面介绍低位腹主动脉旁淋巴结切除术。

　　低位腹主动脉旁淋巴结切除较盆腔淋巴结切除难度有所增加，上腹部肠管遮挡术野，暴露比较困难，所以手术开始前应该尽量向上排垫肠管来暴露术野。手术先沿着腹主动脉走行，在小肠系膜根部切开后腹膜，达到右侧髂总动脉部位。进入腹膜后，不可大刀阔斧地切，要用超声刀边分离边切，逐渐暴露腹主动脉、下腔静脉、右侧输尿管和十二指肠等关键结构（图 9-20）。为了更好地保护右侧输尿管，需要暴露右侧腰大肌，并将右侧输尿管连同肾脂肪囊一起外推。十二指肠也要向头侧分离，并排出术野。遇到腔静脉前方小的血管穿支，不能牵拉撕扯，要用超声刀直接闭合（图 9-21）。由于乙状结肠及系膜遮盖左侧腹主动脉旁淋巴结切除比较困难。主动脉前方的上腹下神经丛如果影响术野暴露，可以切断一部分，无大碍（图 9-22）。这个部位操作的要点是尽量向外牵拉结肠系膜来创造间隙，以便暴露肠系膜下动脉、输尿管等重要结构（图 9-23）。通过暴露左侧腰大肌，就可以将左侧输尿管连同肾脂肪囊一同外推，避免操作对输尿管的损伤。

手术操作见视频 9-7。

视频 9-7　低位腹主动脉旁淋巴结切除的术野准备

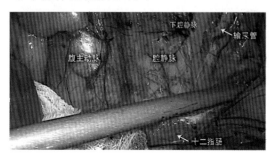

图 9-20　右侧腹主动脉旁的关键解剖结构

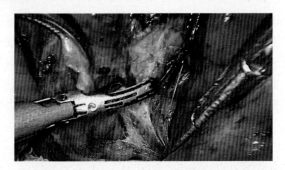

图 9-21　超声刀闭合下腔静脉前方小穿支

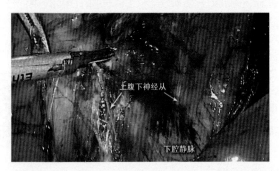

图 9-22　上腹下神经丛

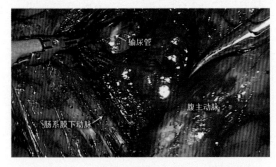

图 9-23　左侧腹主动脉旁的关键解剖结构

充分暴露周围重要结构以后，才可以开始清扫左侧的腹主动脉旁淋巴结。先分离出正常的解剖结构，术野要充分准备，再进行病灶的切除是一个非常好的操作习惯。特别是腹腔镜微创手术，视野比较局限，不分清解剖结构往往会迷失方向。切除淋巴结的技术要点是先分清淋巴结的界限，再将淋巴脂肪组织成团拉起，创造出与周围的间隙，利用超声刀在这个间隙内凝闭、切割，就可以将淋巴结整块切除，并避免对周围结构的损伤（图 9-24）。

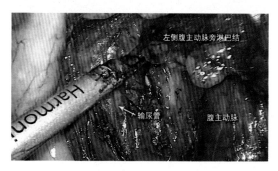

图 9-24　左侧腹主动脉旁淋巴结切除

接下来对腹主动脉右侧腔静脉周围的淋巴脂肪组织进行切除。这个部位操作的要点是完全暴露静脉壁，不能雾里看花，分清淋巴结与血管层次，按层次切除淋巴结。要注意腔静脉前方有小的穿支由淋巴结穿入静脉壁，这个地方血管壁薄弱（图 9-25），过度牵拉容易撕开静脉壁，腹主动脉旁淋巴结切除发生的大出血很多都是由这些小穿支造成的，有时出血会危及生命。本书作者形容该部位为"命如纸薄",绝不容忽视。操作时要注意适度上提淋巴脂肪组织,分清穿支与静脉壁的间隙,伸入超声刀对穿支进行精准闭合,切忌撕扯。腔静脉周围淋巴结切除的上界也限于肠系膜下动脉水平,下界是右侧髂总静脉水平(图9-26)。

视频9-8 低位腹主动脉旁淋巴结切除

手术操作见视频9-8。

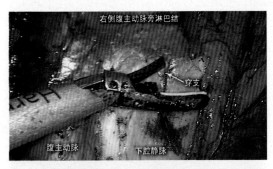

图9-25 右侧腹主动脉旁淋巴结切除

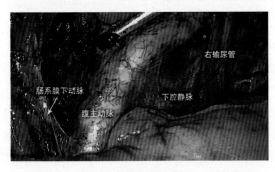

图9-26 低位腹主动脉旁淋巴结切除的范围

③ 4级淋巴结切除（至肾血管水平的腹膜后淋巴切除）

在宫颈癌手术中不常用到至肾血管水平的腹膜后淋巴切除。但如果低位腹主动脉旁已经出现了淋巴结转移，按照淋巴逐级切除的原则，就要进一步切除高位的腹主动脉旁淋巴结至肾血管水平，即4级淋巴切除水平。高位腹主动脉旁淋巴结切除手术涉及周围多个重要解剖结构，如十二指肠、卵巢动静脉、左肾静脉、腰静脉及高位输尿管等，损伤后都会出现严重并发症。腹腔镜下操作技术难度很高。

高位腹主动脉旁淋巴结切除对术野暴露要求很高。要求患者尽可能要头低位。充分向头侧排垫肠管，后腹膜也要尽可能向头侧切开，以便扩大术野（图9-27）。右侧输尿管要清晰暴露，输尿管与下腔静脉之间的滋养血管也要闭合切断（图9-28）。发现右侧卵巢静脉汇入下腔静脉，说明术野已经到达腔静脉高位（图9-29）。腹主动脉前方分布着上腹下神经丛，为了方便淋巴结切除，这些神经丛可以切除，不用刻意保留（图9-30）。骶前区域是淋巴切除的下界，要充分暴露，肠系膜下动脉也要充分暴露，以其作为分界点，头侧就是高位腹主动脉旁区域（图9-31）。

手术操作见视频9-9。

视频9-9 右侧高位腹主动脉旁淋巴结切除的术野准备

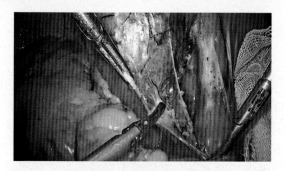

图 9-27 向头侧切开后腹膜

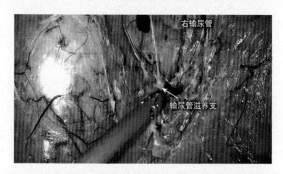

图 9-28 闭合切断输尿管与下腔静脉之间的滋养血管

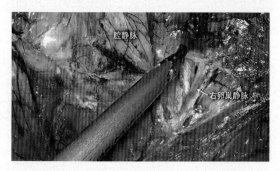

图 9-29 暴露右侧卵巢血管汇入下腔静脉处

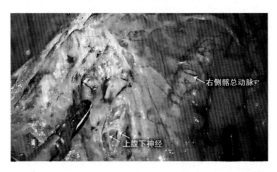

图 9-30 切除上腹下神经丛

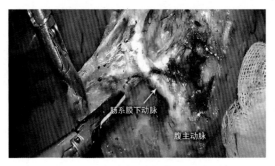

图 9-31 分离肠系膜下动脉

先切除腹主动脉右旁淋巴结，包括腹主动脉腔静脉之间的淋巴结和腔静脉周围的淋巴结（图 9-32）。切除高位动静脉之间淋巴结时应该注意闭合淋巴管，这个地方有肠道的淋巴管汇入乳糜池，闭合不全容易发生乳糜瘘。腔静脉前方的淋巴切除操作要点是分清血管壁和淋巴的层次，注意识别穿支，用超声刀直接闭合、切断，避免撕扯损伤静脉壁。有时需要处理的穿支不止一根，全部确切闭合。

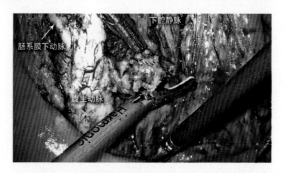

图 9-32 高位切除腹主动脉右旁淋巴结

在腹主动脉的右侧还会遇到右卵巢动脉发出，需要闭合切断（图 9-33）。

手术操作见视频 9-10。

下一步进行左侧腹主动脉旁淋巴清扫，操作前还是认真准备术野。在结肠系膜下方暴露左侧输尿管，将输尿管与左侧肾脂肪囊一起向侧方推开，就可以暴露淋巴清扫的外侧界，方便下一

视频 9-10 右侧高位腹主动脉旁淋巴结切除

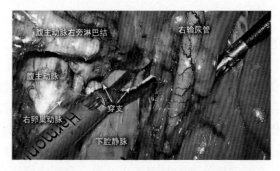

图 9-33 闭合切断腔静脉前方的穿支

步操作（图 9-34）。高位损伤输尿
管一般难以修补，会造成严重后果，
所以必须要保护。技术要点是在高
位将左肾脂肪囊与淋巴组织分开，
并尽量外推（图 9-35）。

视频 9-11　左侧
高位腹主动脉旁
淋巴结切除的术
野准备

　　手术操作见视频 9-11。

　　左侧高位淋巴结切除的上界就
是左肾静脉，要清楚暴露，淋巴切

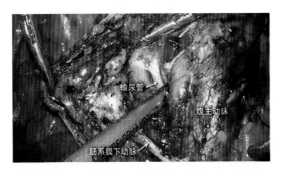

图 9-34　暴露左侧腹主动脉旁淋巴切除的外侧界

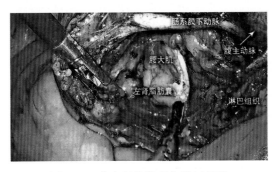

图 9-35　分离肾脂肪囊与淋巴组织

除要从肾静脉下方开始（图 9-36）。继续将所有左旁淋巴脂肪组织与主动脉分离，分出淋巴切除的内侧界。暴露好周围的界限之后，就可以逐渐将左侧整块淋巴脂肪组织从深部椎前筋膜表面切除。这里的技术要点是将淋巴脂肪组织逐渐向上拉起，制造出与周围的缝隙，采用超声刀沿着缝隙闭合、切割（图 9-37）。椎前筋膜上有平行于主动脉的椎旁神经交感干和横排的腰静脉，这里应注意避免损伤腰静

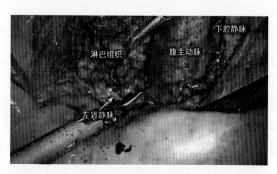

图 9-36　暴露左肾静脉

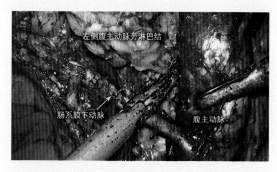

图 9-37　整块切除左侧腹主动脉旁淋巴组织

脉（图 9-38）。最后于左髂总动脉处将左侧腹主动脉旁淋巴结整块切除。

手术操作见视频 9-12。

高位腹主动脉清扫左肾静脉就是我们的"天"，我们"心比天高"，有指征者一定要做到位。同时还要

视频 9-12　左侧高位腹主动脉旁淋巴结切除

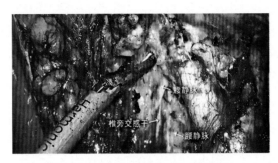

图 9-38　左侧椎前筋膜解剖结构

记得腔静脉穿支的危险性——"命如纸薄"。主动脉分叉形成个大"人"字，提醒我们手术要"以人为本"，做到宫颈癌淋巴切除的个体化处理。

二、Q-M 新分型的淋巴结切除方式

对于宫颈癌患者采用单一的盆腔淋巴结切除，有时会范围不足，所以 Q-M 分型提出了 4 个级别水平的淋巴切除来补充。但是，相对于早期患者 20% 左右的淋巴转移率来说，采用系统性淋巴结切除方式大多数都是过度操作。淋巴结系统切除会引

起手术并发症，所以新分型对淋巴结的切除方法也不再主张采用单一的系统切除方式，而是根据病情采用前哨淋巴结活检、肿大淋巴结切除活检、淋巴结随机活检、淋巴系统切除及淋巴减瘤 5 种处理方式。Q-M 分型提出的"4 级水平"和"5 种方式"充分体现了对宫颈癌淋巴结处理方式的个体化指导原则。其中淋巴系统切除仍旧是其中最主要的一种处理方式，本章第一部分已经对各级水平的淋巴结切除术进行了详细的介绍。下面对前哨淋巴结活检和淋巴减瘤两种重要的淋巴切除方式进行介绍。

① 前哨淋巴结活检

目前有近八成的早期宫颈癌患者接受了不必要的淋巴结清扫术，在注重生活质量的今天，这是个非常突出的问题。前哨淋巴结活检技术（sentinel lymph node biopsy，SLNB）为解决这个问题提供了新的方法。SLNB 的原理是术前在肿瘤周围注射示踪剂，示踪剂可以沿着与肿瘤转移相同的淋巴引流，到达第一站淋巴结，这就是前哨淋巴结（sentinel lymph node，SLN）。术中可以根据示踪剂的标记，发现 SLN，并单独切除活检（图 9-39）。宫颈癌具有逐站转移的特点，如果术中判断 SLN 未转移，就可以预测其他所有淋巴都未发生肿瘤转移，这样的患者就可以免于接受淋巴系统切除手术。切除 SLN 对盆腔引流区的扰动不大，如果不再进行系统淋巴结切除，则对患者损伤较小。另

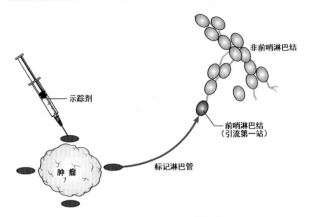

图 9-39　前哨淋巴结识别技术原理

外，SLNB 技术的另一个临床应用价值就是对 SLN
的精细病理检查。通过对 SLN 的病理"超分期"检
查（连续切片结合免疫组化检查）检出 SLN 中的
微小转移，来预测盆腔淋巴结转移的风险，效果优
于切除全部盆腔淋巴结做的相对粗糙的常规病理检
查。SLNB 体现了宫颈癌手术的新理念，是一种很
有临床应用前景的新技术。目前，SLNB 方法已经
列入了宫颈癌的美国国家综合癌症网络（National
Comprehensive Cancer Network，NCCN）指南，即
将进入大规模的临床应用阶段。推荐用于早期宫颈
癌患者，局部肿瘤＜4 cm，如 Ⅰ B1、Ⅰ B2 或 Ⅱ A1
期（FIGO 2018）患者，肿瘤＜2 cm 的患者更加获益。
当前宫颈癌 SLNB 临床常用方法有纳米炭法和荧光
标记法。下面分别介绍两种方法。

（1）纳米炭 SLNB 法：纳米炭混悬液（carbon

nanoparticles，CNP）是由纳米级的炭颗粒制成的一种生物染料示踪剂，其颗粒平均直径为 150 nm。在肿瘤周围注射后被巨噬细胞吞噬，因淋巴亲和性强，只进入毛细淋巴管，不进入血管。纳米炭经淋巴管引流到第一站淋巴结后驻留稳定，炭黑染色明显，不容易快速弥散，而且不向周围组织泄漏，对人体无害。已被中国食品药品监督管理总局（CFDA）批准用于 SLNB，是国内特有的新型示踪剂。已有几项国内宫颈癌的 SLNB 研究应用纳米炭示踪法，SLN 的检出率达到 85%～95%。纳米炭法操作简单，不需特殊设备，而且腹腔镜和开腹手术都可以应用，非常适合推广。

纳米炭 SLNB 的技术要点如下：首先在手术开始前先要在宫颈部位注射纳米碳示踪剂。目前推荐的示

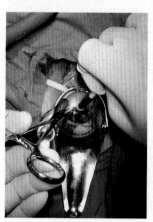

踪剂注射点是宫颈的 3 点及 9 点。注射纳米炭应注意避免药物泄漏，同时也要注意避免注射进入宫颈深间质。应采用 1 ml 注射器缓慢将纳米炭推注至宫颈黏膜下，也要避免肿瘤组织内注射（图 9-40）。

注射后应马上打开盆腔腹膜，暴露盆腔淋巴结引流区，进行观察。沿着被纳米炭黑染的淋巴管找

图 9-40　宫颈注射纳米炭
　　　　示踪剂

到黑染的 SLN（图 9-41）。采用纳米炭法应注意仔细解剖黑染的淋巴管，取其上的第一站炭黑着色的淋巴结为 SLN，单独切除送检。SLN 应为每条淋巴引流通路上的第一站黑染淋巴结，而不是所有炭黑标记的淋巴结。但淋巴引流通路识别不清的情况下，应将所有炭黑染色的淋巴结视为 SLN 切除。如果有明显肿大的淋巴结，怀疑转移，即便没有炭黑标记，也应视为 SLN 单独切除。

视频 9-13　纳米炭法 SLNB

手术操作见视频 9-13。

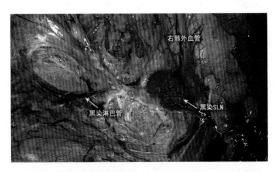

图 9-41　沿着右侧宫旁炭黑染色的淋巴管追踪 SLN

（2）ICG 近红外荧光 SLNB 法：ＩＣＧ 荧光法是近年来兴起的宫颈癌 SLNB 新技术。本方法采用的 ICG 示踪剂可以发出穿透组织的近红外荧光，借助特殊的荧光腹腔镜设备就可以捕获和观察。与纳米炭等染料法相比，ICG 法提高了对于组织深部 SLN 的识别，并避免了染料示踪剂对术野的污染。

国外已有多项大宗病例研究提示 ICG 荧光法的 SLN 检出率能达到 78%～100%。NCCN 指南基于这些大规模研究的结果，将 ICG 荧光法作为宫颈癌 SLNB 的推荐技术。但是，本技术要依赖于近红外荧光腹腔镜设备，一般适合在大型医疗中心应用。而且 ICG 荧光法只适合腹腔镜手术，并不适合宫颈癌开腹手术。

与染料方法相同，ICG 荧光法也要在手术开始前在宫颈部位注射示踪剂。参考 NCCN 指南，于宫颈肿瘤周围黏膜下分两点（3 点及 9 点）注射稀释 ICG 溶液。注射 ICG 时应注意避免药物泄漏，并防止将药物注入宫颈深间质。应采用 1 ml 注射器缓慢推注，要避免肿瘤内注射。

在荧光腹腔镜下观察，就可以发现有淋巴组织吸收了 ICG，发出荧光能够透过腹膜（图 9-42）。ICG 荧光的组织穿透能力一般可以达到 2 cm 左右。通过观察 ICG 荧光，术者就可以在打开腹膜之前先

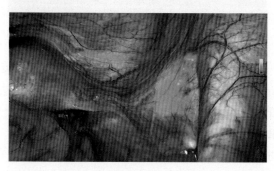

图 9-42 根据透过腹膜的 ICG 荧光预估 SLN 的位置

大概判断深部 SLN 的位置。打开腹膜以后，术者就
能够清晰识别被 ICG 荧光标记的淋巴管和 SLN，形
成一条完整的淋巴引流途径（图 9-43）。经过与子宫
动脉平行的宫旁淋巴管到达髂血管旁的 SLN，这是
宫颈最为常见的淋巴引流通路。髂血管旁的 SLN 也
是肿瘤转移的好发部位。借助荧光识别可以对这条
淋巴引流通路上的 SLN 进行准确的切除活检。理想
状态下，SLNB 要求识别整条淋巴引流通路上的第一
站淋巴结作为 SLN 进行切除活检（图 9-44）。但有

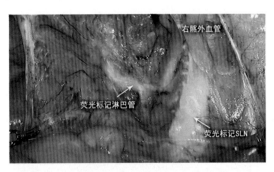

图 9-43　沿着右侧荧光标记的淋巴管追踪 SLN

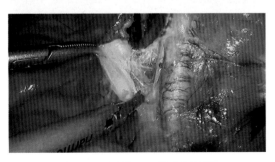

图 9-44　识别 SLN 并进行活检

时技术上很难准确把握，也会出现多枚淋巴结被标记，无法确定第一站淋巴结。这种情况下，要将所有标记的淋巴结都作为 SLN 切除，以避免漏检。

在 SLNB 当中，还应注意避免漏检宫旁部位的 SLN。宫旁 SLN 在髂内血管的内侧，通常会沿着子宫动脉伴行的淋巴管分布（图 9-45）。宫旁部位的 SLN 体积较小，有时会被误认为是增粗的淋巴管。而且宫旁 SLN 所处的位置并不在盆腔淋巴结切除范围之内，所以很容易被忽视，当前研究普遍存在宫旁部位的 SLN 检出率较低的问题。这个部位距离宫颈最近，经典理论认为宫旁淋巴结是宫颈到盆腔淋巴引流的必经之路，肿瘤转移隐匿。Q-M 分型中突出了宫旁淋巴结的重要性，其中 B2 型手术就是强调对宫旁淋巴结进行单独切除，这也是为了配合未来广泛开展的 SLNB 技术。

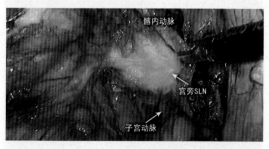

图 9-45　荧光标记的右侧宫旁 SLN

荧光腹腔镜具有标准荧光模式、伪彩荧光模式和单纯荧光模式，也可以多模式联合显示（图 9-46）。

减少了 ICG 药物向周围组织弥散造成的干扰，有助于对 SLN 进行准确定位，提高了 SLN 的检出。但是，依赖特殊设备也是 ICG 荧光法的弊端。不适合开腹条件也限制了本技术的临床应用。

视频 9-14　ICG
法 SLNB

手术操作见视频 9-14。

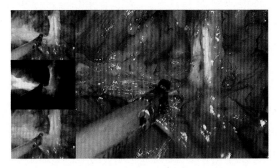

图 9-46　荧光腹腔镜的多模式联合显示示踪

② 淋巴减瘤术

对于盆腔多发转移淋巴结的患者，是否进行淋巴结的切除，目前还存在争议。按照传统的观点，切除融合固定的淋巴结手术风险过大，而且不能够达到根治的目的，为姑息性治疗。在欧美国家，对这样的患者一般采用同步放化疗的方法。但是，近期也有很多研究认为存在多发、大体积的转移淋巴结会严重影响放疗的效果，主张对此类患者实施淋巴结切除手术，减少肿瘤体积，为后续放射治疗创造条件。这种以降低肿瘤负荷为目的的手术，理念类似于卵巢癌减瘤手术，所以称之为"淋巴减瘤术"这是 Q-M 分型淋巴结处理的五种术式之一。Q-M 分型中并没有提及淋巴减瘤术的指征和技术方法，本书仅借作者的经验对这种术式的技术要点进行探讨。

宫颈癌患者出现盆腔多发淋巴结转移，也往往会累及腹主动脉旁淋巴结。转移的淋巴结一般会与大血管形成紧密的粘连，腔镜下切除这种淋巴结手术风险很大，特别是腹主动脉旁区域。具体操作要点与本章前面介绍的腹主动脉旁淋巴结切除术基本相同，但更加强调仔细分离肿大转移淋巴结与血管壁的间隙的重要性。将肿大的淋巴团块先与周围界限分离，再与血管壁分离。分离血管壁时应注意先分离腹主动脉，再分离腔静脉，特别是处理下腔静脉前方穿支的时候要非常小心，切除肿大固定的转移淋巴结损伤血管可能性明显增加。

对于融合固定的盆腔淋巴结，手术难度仍旧较大。技术要点与本章前面介绍的盆腔淋巴结切除相同，尽量打开间隙，将血管、神经等各个解剖结构暴露，再进行淋巴结切除。对于包绕髂血管的淋巴结团块，手术操作应从淋巴结与血管粘连较轻的部位入手，最后处理粘连紧密的部位（图 9-47）。如果遇到转移淋巴结侵犯静脉壁，分离中要注意有静脉壁损伤风险，这种手术有时难以清楚暴露血管，止血非常困难。按照无瘤操作原则，对这些淋巴结应进行整块切除，但有时无法做到，只能采用分块

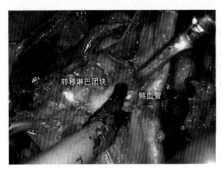

图 9-47　切除与右侧髂血管紧密粘连的淋巴结转移团块

切除的方法。淋巴减瘤可以为术后放射治疗、化学治疗创造条件，但风险性高，术者应该量力而行，不能苛求腔镜下完成。如果腹腔镜下操作没有把握，不应冒险，应采用开腹的方式，手术安全性永远是最重要的。

手术操作见视频 9-15。

视频 9-15　淋巴减瘤术

第 10 章　腹腔镜宫颈癌根治性手术的能量器械选择及使用

　　腹腔镜手术是器械依赖性手术，对于复杂的腹腔镜根治性手术来说，更加依赖精良的手术器械。随着科技的发展，大量的电外科手术器械应用于临床，使得腹腔镜手术操作更加顺畅，止血更加有效，大大提高了手术质量。告别了冷兵器时代的止血钳、剪刀和缝扎线，采用的电外科手术器械依靠的是能量。面对琳琅满目的电外科器械，术者就仿佛置身于能量超市当中。选择什么样的能量完成一台宫颈癌根治性手术是时刻需要面对的问题。本章将对单极电刀、双极电凝、双极闭合-切割器械和超声刀4种主要能量器械选择和使用进行介绍。

一、单极电手术器械

　　单极器械是最传统，同时也是应用最为广泛的电外科器械。在当今开放性手术中普遍应用的电刀就是典型的单极器械。为了适应腹腔镜下的精细操作，单极电手术器械的头部工作端设计得十分小巧，现在最常用的腹腔镜单极器械就是电钩（图 10-1）。单极器械的工作原理是当电流流过局部组织，组织对电流发生阻抗，产生热量来完成切割和止血。电切模式时电压平稳，电流大流量通过组织，产生汽化，切开组织，热量较低。电凝模式时，电压间断性加大，组织阻抗增加，局部产热来凝血，热量较高。单极器械使用时，主机发出的电流在经过器械和人体组织后，需要经过负极板回流回主机，因此需要在患者体表粘贴负极板（图 10-2）。手术器械头部精细，电流集中，产生高热量工作。负极板面积较大，电流分散，不会对人体造成影响。没有负极板，就缺少了回路，单极电手术器械就无法工作。

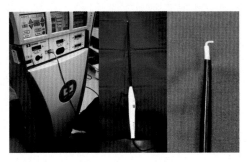

图 10-1　腹腔镜单极电钩

单极电钩成本较低，操作简便，在普通妇科腹腔镜手术当中应用普及。也有一些专家利用单极电钩小巧的特点，来完成解剖精细的腹腔镜宫颈癌根治性手术。电钩的使用方法主要采用器械头

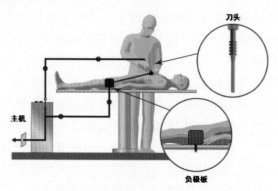

图 10-2　单极器械的工作原理

部钩、挑的动作，配合切割和凝血模式来完成，可以凝闭 3 mm 以内小血管。电钩头部的能量非常集中，操作的稳定性较差，紧贴大血管周围操作非常不安全，容易造成误伤。但是，单极电钩能量集中，切割速度快，比较适合用于切开阴道残端等。采用单极电钩凝切组织时，操作温度超过 100℃，造成组织电灼、炭化，侧方热传导可以超过 1 cm，而且可以与其他器械发生单极耦联，这些都会对周围正常组织造成损伤（图 10-3）。

视频 10-1　单极电钩的工作原理及使用技巧

　　手术操作见视频 10-1。

二、双极电凝器械

　　双极电凝是腹腔镜妇科手术不可或缺的电外

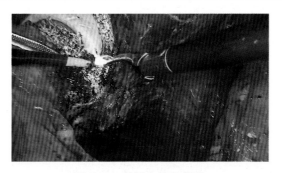

图 10-3 单极电钩的偶联

科器械，一般的止血操作主要靠双极来完成。双极
器械不再需要负极板，电流直接在双极钳的两个
钳口之间传导，经过钳夹的组织，产生热能止血
（图 10-4）。在腹腔镜宫颈癌根治性手术中双极电
凝比较适合凝闭宫旁静脉丛。但双极电凝没有切割
功能，凝闭之后一般采用超声刀切断。对静脉丛
出血采用双极止血，要点是将钳口之间敞开一定距

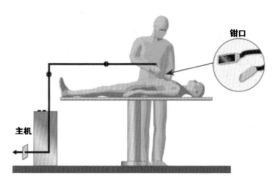

图 10-4 双极器械的工作原理

离，使电流充分通过中间的组织，这样止血效果好（图 10-5）。要采用间断鼓点式的激发，避免单次激发时间过久，如出现炭化说明组织过热，这样会产生周围组织的热损伤。当然，如果能将静脉裸化成单根，再用双极电凝凝闭，效果最佳，一般可以凝闭 7 mm 直径的血管。

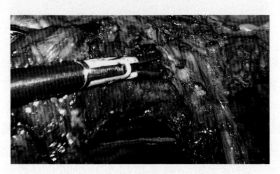

图 10-5 双极电凝凝闭宫旁静脉丛

新型电外科工作站的双极系统内配有能量反馈功能，能将组织接受的能量及闭合程度及时反馈给主机，主机随时调整能量的输出，使器械的钳口温度不会过热，这样可以避免局部组织温度过高引起的侧方热传导。选择这样的智能型的双极设备，可以提高手术的安全性。

双极电凝主要依靠热能使血管壁脱水干燥、收缩，管腔内形成血栓堵塞血管来达到止血作用。未对管壁施加压力，所以管腔并未完全闭合，存在再出血的可能（图 10-6）。

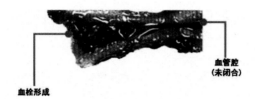

图 10-6　双极电凝的止血机制

手术操作见视频 10-2。

三、双极血管闭合-切割器

视频 10-2　双极电凝的工作原理及使用技巧

双极血管闭合-切割器首先具备了强大的闭合血管的能力。这种器械通过能量智能反馈调节，使钳口之间的组织在较低热量的条件下发生血管壁内的胶原释出，再在钳口部之间施以较高的压力，使胶原蛋白融合，彻底闭合血管腔，形成牢固的闭合带（图 10-7）。闭合带可以承受 3 倍人体的收缩压，且侧方热传导较少（图 10-8）。从闭合血管能力来评估，血管闭合-切割器械优于双极电凝。除此之

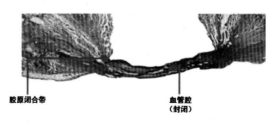

图 10-7　双极血管闭合-切割器的止血机制

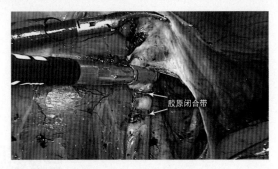

图 10-8　胶原闭合带形成

外，这种器械还配备了同步切割功能。闭合血管之后钳口内出刀，就可以完成闭合切割一系列的操作，显著提高了手术效率。双极血管闭合-切割器适合对血管束和静脉丛的闭合，其中一些更先进的器械还带有连接杆的转向调节功能，可以将钳口调整到与静脉壁垂直的最佳工作角度进行闭合，大大降低了宫旁静脉丛处理的难度，不失为腹腔镜宫颈癌根治性手术的利器（图 10-9）。

视频 10-3　双极闭合切割器械的工作原理及使用技巧

手术操作见视频 10-3。

四、超 声 刀

双极血管闭合系统凝闭血管的能力较强，但并不适合进行精细化的解剖和分离操作，一台腹腔镜宫颈癌根治性手术可以说 90% 的步骤是靠超声刀来

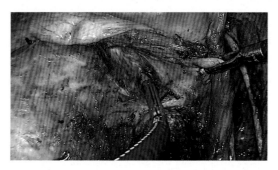

图 10-9　可调节方向的双极血管闭合-切割器

完成的。超声刀是一种特殊的电外科器械，作用机制并不是直接靠电热能，而是由器械将电能转换成机械能，机械能传递到刀头，形成刀头工作端每秒 3.5～5.5 万次的水平振动，振动波可以打断蛋白质的氢链结构，使蛋白发生变性封闭血管腔。再借助刀头工作端与非工作端之间形成的剪切力，可以快速切开组织（图 10-10）。在一些特殊条件下，单独利用刀头工作端也可以发挥切割作用，但一般是刀头两端配合操作。

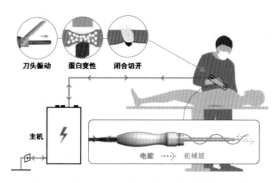

图 10-10　超声刀的工作原理

超声刀刀头设计非常小巧，便于伸入盆腔的深部术野中进行连续的精细分离和切割，小的血管也可以一路凝闭，保持了清晰的术野。此外，也避免了器械的频繁更换。超声刀刀头部位无电流通过，在神经周围操作可以避免对神经的电刺激。另外，超声刀头工作温度保持在90℃以内，侧方热传导距离＜1 mm，非常适合清扫淋巴紧贴大血管精细操作，这是其他电外科器械无法比拟的。除具有凝切功能以外，超声刀头还可以作为钝性分离工具，在子宫广泛切除术中打开直肠旁间隙及膀胱旁间隙等一些盆腔固有间隙。钝性分离与凝切功能相结合，术者又可以利用超声刀，层次清晰地下推直肠和膀胱。这些都是腹腔镜宫颈癌根治术的关键步骤。超声刀可以安全地闭合、切断像子宫动脉这样直径在5 mm以下的血管，注意采用低档慢切模式，切割时组织不要有张力。为更加确切地闭合血管，也可以采用"防波堤"式的凝切方法（图10-11）。输尿管解剖是腹腔镜宫颈癌根治术中的最难的步骤，超声刀的热传导较少，适合在输尿管周围进行精细化操作。此时，应牵拉膀胱和输尿管，制造一定的张力，以便利用超声刀在此分离疏松组织，暴露间隙，凝切小的血管，最终分清层次，达到无血通过输尿管"隧道"的效果（图10-12）。

视频10-4　超声刀的工作原理及使用技巧

手术操作见视频10-4。

先进的电外科器械一直不断的

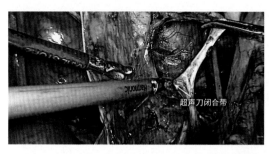

图 10-11　超声刀"防波堤"式闭合切割子宫动脉

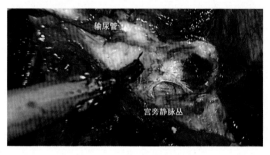

图 10-12　超声刀游离输尿管

改进工艺，追求"分离、凝闭、切割"的一体化，如同一把多功能的瑞士军刀，成为腹腔镜手术的利器。"工欲善其事，必先利其器"！术者要抱有开放的心态来积极尝试这些电外科器械，熟知其特性，并在实践中逐渐形成一套适合个人的使用技巧。能量器械提高了手术质量，这是正效应，但能量器械的热传导也会造成热损伤，这是负效应，也是能量器械的局限性所在。除了在使用中尽量减少负效应以外，采用血管夹等一些非能量器械进行补充，也是不错的选择（表 10-1）。

表 10-1 一些能量器械的原理及特性

器械类别	能量	工作原理及用途	闭合血管直径（mm）	切割速度	特点	最大侧方热传导距离（mm）	代表器械
单极电刀	电能	组织汽化切开、脱水干燥、凝闭血管	3	快	非常灵活	>10	高频电刀、电钩、电铲
双极电凝	电能	组织脱水、干燥、闭合血管	7	无	灵活受限	5~10	普通双极钳 ERBR 百克钳
双极血管闭合切割器	电能机械性	形成胶原闭合带闭合血管壁，出刀切割	7	闭合后切割	灵活	1~5	强生 Enseal 威力 Ligasure
超声刀	电能转机械能	组织蛋白变性，闭合、切割、分离	5	中等	非常灵活	1	强生 ACE Olympas
非金属血管夹	机械性	夹闭	单根裸化血管	无	头部有锁扣，需要穿透组织	无	WECK Hem-O-Lok
金属血管夹	机械性	夹闭	单根血管或静脉丛	无	不用穿透组织	无	强生连发钛夹

第 11 章 腹腔镜宫颈癌根治性手术的低能量操作法

一、低能量操作法的概念

本书作者提出的低能量操作法（limited energy parametrial resection/dissection，LEPRD）就是在手术中采用血管夹来夹闭血管，再使用超声刀切断或者剪刀剪断的处理方法。血管夹是机械性夹闭，无能量，超声刀也是利用机械能，工作热量较低。联合使用这两种器械进行操作不但止血确切，而且不会有侧方热传导，对于周围组织安全性高。

腹腔镜手术使用的血管夹有两类，一类是非金属血管夹，另一类是金属血管夹（图 11-1）。常用的非金属血管夹是高分子聚合物血管夹，依靠特制腹腔镜施夹钳进行单发施夹。金属血管夹常用的是钛夹，可以多发钛夹预置在施夹钳中进行连续施夹。

与血管直径相对应，高分子聚合物血管夹可

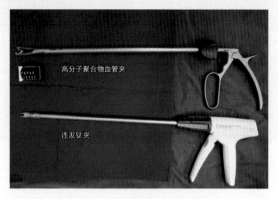

图 11-1　非金属与金属血管夹

以有多个型号，一般采用中号和小号的情况比较多
见。血管夹内口有倒刺，头部有锁扣设计，闭合血
管非常牢靠（图 11-2）。高分子聚合物血管夹的组
织相容度好，不会造成周围组织排斥反应，而且不
会有术后体内金属物残留。

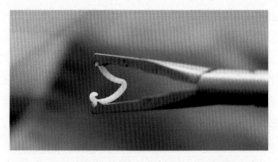

图 11-2　高分子聚合物血管夹的头部锁扣结构

二、低能量操作法的在宫颈癌根治术中的应用

① 低能量法处理卵巢血管

在腹腔镜宫颈癌根治性手术当中，很多关键步骤都可以进行低能量化处理。对于不保留附件的患者，一般先处理骨盆漏斗韧带，此处常规采用双极电凝凝闭其中的卵巢血管束。在高位对骨盆漏斗韧带进行电凝时，热传导会对邻近的输尿管造成损伤风险。为了暴露术野，不断的牵拉漏斗韧带断端会使双极凝闭产生的结痂脱落，引起出血，需要反复电凝。这里适合采用低能量法处理骨盆漏斗韧带，前提条件是要对其中的卵巢血管束进行游离，避开输尿管，再采用血管夹夹闭血管束（图 11-3）。这样的操作对于止血比较可靠，而且不会有热传导风险。

视频 11-1　低能量法处理卵巢血管

手术操作见视频 11-1。

② 低能量法处理子宫动脉

在 C 型手术中，于根部处理子宫动脉是一个关键步骤。通常先打开膀胱侧间隙和直肠侧间隙，充分暴露子宫动脉的起始部，为了闭合确切，切断子宫动脉先进行双极电凝，这样双极的热能会沿着子宫动脉

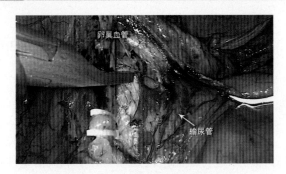

图 11-3 采用血管夹夹闭卵巢血管束

传导，危及内侧的输尿管，造成损伤风险。在此，也可以采用血管夹夹闭子宫动脉，再进行切断，断端闭合更加牢固，而且没有热传导问题（图 11-4）。

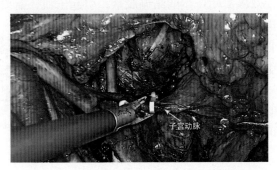

图 11-4 采用血管夹夹闭后剪断子宫动脉

在 B 型手术当中，需要在输尿管的正上方切断子宫动脉，在这个部位子宫动脉非常接近输尿管，如果采用双极电凝，输尿管的热损伤概率更高。采用低能量法可以避免输尿管热损伤风险，且子宫动脉闭合更加确切（图 11-5）。

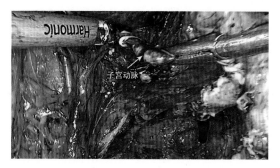

图 11-5　采用血管夹夹闭后超声刀切断子宫动脉

在 A 型手术当中，要求在输尿管和子宫之间切除少部分宫旁组织，但不要求游离输尿管，这样输尿管面临较大的损伤风险，特别是采用双极电凝的情况下，容易造成热损伤。今后随着 A 型手术的推广，这个问题将受到临床高度重视。这里也适合低能量操作法。采用血管夹夹闭子宫血管和宫旁组织，再用超声刀切断，代替常规的双极电凝，大大增加了安全性（图 11-6）。前提是要打开前后叶腹膜，将宫旁组织尽量裸化，这样施夹比较牢靠，因为非金属血管夹难以穿透腹膜。

视频 11-2　低能量法处理子宫动脉

手术操作见视频 11-2。

③　低能量法处理子宫深静脉

根部切断子宫深静脉主干是 C 型手术的又一个关键步骤，子宫深静脉主干粗大，起始部紧贴

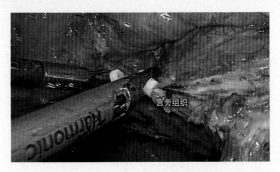

图 11-6　低能量法处理宫旁组织

盆底的髂内静脉丛，采用双极电凝处理并不稳妥，一旦凝闭不全，出血非常凶险，难以控制，而且子宫深静脉的下方紧邻盆腔内脏神经，这个地方电凝止血会对这组神经造成热损伤，影响 C1 型手术的效果。采用血管夹将子宫的深静脉夹闭以后，再进行切断会大大降低出血和热损伤的风险。对于粗大的髂内静脉分支可以采用血管夹进行多重夹闭，这样就增加了保险系数（图 11-7）。

视频 11-3　低能量法处理子宫深静脉

手术操作见视频 11-3。

④　低能量法处理腹侧宫旁静脉丛

输尿管下方的腹侧宫旁组织内分布着多根静脉，交错分布，属于宫旁和膀胱的静脉丛，处理这个部位时极易造成出血。常规采用双极钳进行电凝，即便反复电凝，也未必能满意止血。在此处电

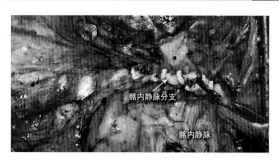

图 11-7　血管夹夹闭大的静脉分支

凝过度，热损伤除了危及输尿管以外，也会危及
C1 型手术保留下来的盆腔自主神经丛膀胱支，这
是造成 C1 型手术效果不佳的主要原因。此处最能
体现低能量操作的优势。采用低能量法时一定要尽
可能地对静脉进行精细分离，要用超声刀彻底裸化
血管，再用血管夹夹闭才能够牢靠（图 11-8）。如
果施夹之前血管周围还残留很多组织，血管夹头部
锁扣结构就无法透过，则可造成施夹失败。对于一
些粘连较重，血管无法分离的部位，不适合使用高

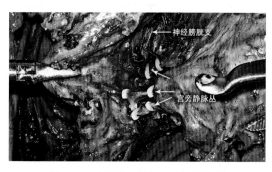

图 11-8　低能量法处理宫旁静脉丛

分子聚合物血管夹,可以采用连发钛夹。

手术操作见视频 11-4。

在腹腔镜宫颈癌根治性手术中采用低能量操作法,止血更加确切,更重要的是避免了能量器械造成的热损伤问题。

视频 11-4 低能量法处理腹侧宫旁静脉丛

第12章 腹腔镜宫颈癌根治性手术常见并发症及处理

一、概　况

宫颈癌根治性手术切除范围大、步骤复杂、涉及解剖结构多，并发症一直是临床面临的重要问题。虽然腹腔镜的应用提高了手术的精细度，减少了手术创伤，并加速了术后患者的恢复，但增加了腹腔镜特有的并发症。腹腔镜操作空间狭小、视野局限，一旦发生术中出血等紧急事件，往往难以处理。电外科器械的普遍应用容易造成电热损伤，危及输尿管、膀胱、肠道等周围器官，造成的并发症有迟发的特点，处理也非常棘手。另外，手术对盆腔淋巴结的系统性切除会导致术后淋巴结囊肿合并感染的发生，以及长期的下肢淋巴水肿问题。对子宫的大范围切除，会导致盆底支持结构破坏、阴道缩短、卵巢功能受损及盆腔自主神经损伤，影响患者术后排尿、排便及性功能，而术后辅助放射治疗更是雪上加霜。此外，还有不可估量的心理创伤问题，绝不容忽视。根据病情对患者实施个体化的切除手术，减少并发症，提高生活质量，正是 Q-M 新分型的重要指导思想。本章分别介绍了宫颈癌根治性手术一些常见手术并发症的预防及处理方法。

二、出　血

术中出血是妇科肿瘤根治性手术最常见的手术并发症。出血好发生于大血管、宫旁组织、盆壁及盆底等部位。术中遇到出血，在开腹手术时止血操作相对主动。腹腔镜具有放大效应，外加气腹压力，非常利于处理细小的血管，保持术野的干净，所以又叫"无血手术"。但是，腹腔镜下难以清理血液，稍有出血就会渗入周围组织，造成严重的术野污染。所谓"头发丝大的血管，巴掌大的出血"。术中应注意采用超声刀仔细凝闭小的血管。对于大的血管损伤，腹腔镜并不利于止血操作。术者应充分考虑"隔腹止血"的困难性，提前在腹腔内放置一块"救命纱"，以便随时压迫出血点，这是个不错的操作习惯。如遇突发大量出血，主刀一定要保持镇定，慌乱是处理大出血的第一大忌。第一时间用纱布压迫出血点，尽量分离周围解剖结构，避免止血操作误伤周围正常组织。然后因地制宜地采用"压""凝""夹""缝"等多种止血方法。如果判断镜下止血困难，应果断转为开腹。尽管微创是我们永恒的追求，但绝不能苛求，毕竟患者的安全永远是第一位的。

① 大血管损伤出血

宫颈癌淋巴结切除手术增加了大血管损伤的概率。盆腔淋巴结切除可能损伤髂血管。如果进行腹主动脉旁淋巴结切除，还可能损伤腹主动脉和下腔静脉。大血管损伤处理不当会危及患者生命。避免大血管损伤的操作要点是淋巴清扫前先暴露大血管的走行，再分离血管壁与淋巴脂肪组织之间的间隙，淋巴结切除时应始终沿着血管壁操作，使用超声刀操作是比较安全的，一般不易直接伤及血管壁，动脉壁较静脉壁更加不易损伤。大静脉壁的损伤相对常见，可能由于解剖不清，操作直接损伤。但很多情况都是由于对小穿支的撕扯或者对静脉属支的止血操作牵连导致的。在进行腔静脉前方切除淋巴组织时，撕裂下腔静脉分叉上方的小穿支静脉壁会造成大出血，本书作者已经反复强调了这个部位的危险性。处理要点是避免对穿支的撕扯，采用超声刀直接闭合切断。如果出血先进行压迫，待周围结构分离清楚后，再对出血点进行处理。

视频 12-1　下腔静脉前方穿支出血处理

手术操作见视频 12-1。

尽管是大静脉损伤，也可以尝试先压迫，很多情况下能通过压迫彻底止血。盆腔淋巴结切除术中，髂外静脉损伤引起的出血也比较常见。对于血管壁识别不清，可能会直接伤及静脉壁。腹侧面的静脉壁破口容易暴露，小破口一般出血不猛，可以采用血管线进行"8"字或连续缝合。

手术操作见视频 12-2。

视频 12-2　左侧髂外静脉损伤镜下修补

对于缝合技术不熟练的术者，盲目操作往往有静脉进一步撕裂的风险。另外，对于背侧面的静脉破口或者分叉部位的损伤，腔镜下往往难以修补。较大的裂口也不能尝试腔镜下修补，延误时机可能导致休克，而且还有发生二氧化碳空气栓塞的危险。为了安全起见，出现上述情况应及时开腹，并请血管专科医师协助处理。损伤大血管时开腹止血永远是"金标准"。

视频 12-3　右髂总静脉损伤出血镜下缝合失败

手术操作见视频 12-3。

② 盆壁及盆底出血

在进行盆腔淋巴结切除时，也会造成盆壁及盆底的出血。伤及髂内静脉及其属支，如闭孔静脉、子宫深静脉等均可导致盆底出血。侧盆壁的出血主要是伤及臀血管及髂腰血管的分支造成。找到明确的出血点可以直接电凝；出血点不明确的情况下应先行压迫。大多数情况都能够通过压迫彻底止血。盲目缝合可能会撕裂大的静脉，造成更凶险的出血。对侧盆壁的电凝止血还要考虑闭孔神经和坐骨神经腰骶干的损伤问题。

手术操作见视频 12-4。

视频 12-4　左侧盆壁的电凝止血

③ 宫旁静脉丛的出血

宫颈癌根治性手术最常见的出血部位是腹侧宫旁组织的深层膀胱宫颈韧带，包括宫旁和膀胱的静脉丛。这些静脉丛由子宫深静脉、膀胱中静脉、膀胱下静脉的属支形成。宫颈癌患者经常有这个部位的炎性粘连，静脉难以逐根分离，出血几乎是必然情况。虽然出血不会像大血管损伤一样凶险，但止血操作往往比较困难。一旦发生出血，助手要及时帮助清除血液，暴露出血点。一般先采用双极电凝的方法止血，操作中要将输尿管挡开，避免误伤。切断剩余的子宫骶韧带，使宫旁组织变薄，这样有利于凝闭其中的静脉。顽固的宫旁静脉丛出血，反复电凝难以控制时，可以采用血管夹夹闭的方法止血。如果还是无法止血，缝扎也是一种相对可靠的止血手段。有时小的宫旁组织出血可以不必顾及，子宫切除后，将宫旁组织与阴道一起缝合就能取得"立竿见影"的止血效果。

视频 12-5　左侧宫旁组织电凝止血

视频 12-6　右侧宫旁组织缝扎止血

手术操作见视频 12-5、12-6。

三、神 经 损 伤

宫颈癌根治性手术会涉及 4 组神经，包括 3 组体神经（生殖股神经、闭孔神经、坐骨神经腰骶干）和 1 组自主神经（盆腔自主神经丛）。术中神经损伤也是宫颈癌根治术的主要并发症。

1 生殖股神经损伤

生殖股神经走行于腰大肌表面，与髂外动脉平行。接近腹股沟时，发出股支和生殖支，支配股内侧和外阴部的感觉，损伤后出现相应部位的麻木。生殖股神经本身细小，与髂总和髂外淋巴结关系密切，容易被当作淋巴管切断，在进行淋巴结切除时损伤生殖股神经的频率非常高。有时仅注意保留了外侧的股支，切除了内侧生殖支。生殖股神经损伤后无法修补，术中应仔细辨识，注意保留。

视频 12-7　左侧生殖股神经生殖支损伤

手术操作见视频 12-7。

2 闭孔神经损伤

闭孔神经的主要功能是支配大腿的内收肌群，完成内收动作。损伤后会出现相应的运动功能障碍。但是内收功能障碍会被大腿其他肌肉所代偿，对于下肢运动的影响不大。闭孔神经走行于闭孔窝内，与髂外血管平行，周围被盆腔淋巴脂肪组织紧密包裹。在进行盆腔淋巴结切除时容易损伤闭孔神经，主要的断点有两个：一个是闭孔神经进入盆腔的部位，另一个是髂内外静脉分叉的"虎口"部位。损伤的原因都是闭孔神经未与淋巴脂肪组织分离清楚，将神经当作淋巴组织切断。在这两个断点位置清晰暴露神经对于避免损伤至关重要。如发生误伤横断，采用血管线或者可吸收线将断端吻合就可修复，不会影响长期的神经功能。吻合前应注意将断端修剪出新鲜的组织创面，有助于神经愈合。

视频 12-8　右侧
闭孔神经损伤
修复

　　手术操作见视频 12-8。

③ 坐骨神经腰骶干损伤

　　坐骨神经是支配下肢运动功能的主要神经，损伤后会发生明显的下肢运动功能障碍，很难康复。坐骨神经由腰骶干发出，与闭孔神经平行，中间横跨髂腰血管，形成一个"三明治"结构。经髂血管外侧入路切除盆腔淋巴结时会遇到这一结构。直接损伤坐骨神经腰骶干的可能性不大，一般都是在其表面的髂腰静脉出血，行止血操作对误伤腰骶干，以电热损伤为主。所以，避免髂腰静脉出血是预防坐骨神经腰骶干损伤的关键。

盆腔自主神经损伤

盆腔自主神经结构由腹下神经（副交感）、盆腔内脏神经（交感）及两者汇合而成的下腹下神经丛组成。再由下腹下神经丛发出子宫支、膀胱支、直肠支，分别支配子宫、膀胱和直肠，分别调节排尿、排便及性功能。传统的宫颈癌根治性手术在大范围切除宫旁组织时，会对盆腔自主神经结构造成损伤，导致术后膀胱、直肠及性功能障碍。其中以膀胱功能障碍最为突出。采用保留盆腔自主神经的C1型手术可以避免对盆腔自主神经丛的损伤，提高患者的术后生活质量。

四、肠道损伤

宫颈癌根治性手术也涉及肠道损伤问题，包括小肠损伤和结直肠损伤。小肠损伤一般是由手术分离肠管粘连引起。分离小肠粘连时应注意有无造成肠管损伤，损伤浆肌层的情况比较常见，一般采用可吸收线间断缝合修补，不会造成肠瘘并发症。

宫颈癌根治术需要打开子宫直肠之间的间隙，下推直肠，以保证背侧宫旁子宫骶韧带的切除。一些患者由于子宫内膜异位症或者炎症的原因，会出现直肠前壁与子宫后壁紧密的粘连。分离直肠操作层次不对，就可能切开肠壁，误入肠腔。术中及时发现，处理并不困难，采用可吸收线将直肠破口部

位全层间断缝合，再将浆肌层缝合
加固，就可以修复。如果术者对此
操作把握性不大，可以请外科医师
协助处理。

视频 12-9　直肠
前壁损伤修复

手术操作见视频 12-9。

术中应用电钩等高能电手术器
械也要特别注意，避免接触肠管。对肠管造成的热
损伤在术中难以发现，术后出现肠瘘的处理会非常
棘手。

五、泌尿系损伤

泌尿系损伤是宫颈癌根治性手术最重要的并发
症。术中发现损伤时的处理并不困难，如术后出现
尿瘘，则是非常严重的并发症。临床医师应该给予
足够的重视。

① 膀胱损伤

宫颈癌根治性手术需要深度下推膀胱，增加了
膀胱损伤的风险。本书中已经反复强调过分离膀胱
阴道间隙的操作要点，就是将膀胱向腹侧牵拉，超
声刀小心找准间隙进行分离。但若碰到患者有剖宫
产史等情况时，子宫前壁与膀胱紧密粘连，间隙难
以识别。几乎所有的损伤都是在界限不清情况下下
推膀胱操作造成的，操作误入膀胱壁，甚至将膀胱
全层切开。看到 Foley 尿管水囊说明已经进入膀胱

内。损伤膀胱应请泌尿外科医生协助修补，特别是在三角区部位缝合膀胱时，应注意输尿管开口。膀胱顶部的肌层损伤可以用可吸收线缝合修补，必要时行术中膀胱镜检查。

视频 12-10　膀胱壁肌层损伤修复

手术操作见视频 12-10。

② 输尿管损伤

宫颈癌根治性手术与输尿管关系非常密切，广泛性子宫切除需要解剖盆腔段输尿管，如果进行腹主动脉旁淋巴结清扫，则需要解剖上段输尿管。输尿管损伤在宫颈癌根治术的发生率在 0.5% 左右。腹腔镜手术常规采用电手术器械进行操作，增加了输尿管热损伤的概率，热损伤引起并发症远比术中机械性损伤严重得多。

输尿管全长十余厘米，自身没有单独的血管供应，全靠与邻近的动脉形成滋养支"借血"。输尿管血供全靠鞘膜维持，鞘膜是输尿管的"命根子"。手术中切断几根滋养支往往不会影响输尿管血供，可一旦破坏了输尿管的鞘膜结构，输尿管的血供将受到严重影响，使抗损伤能力大大降低。对于妇科肿瘤的复杂手术，先明确输尿管走行，将其"放在眼前"是个非常不错的操作习惯。在游离输尿管时应注意分清层次。由于炎症等情况，输尿管经常会与周围组织粘连，层次不清。分离时需注意保护好鞘膜的完整性。夹持输尿管时也要用专用的器械，过度牵拉会损伤鞘膜。

　　手术操作见视频 12-11。

　　术中对于输尿管的机械性损伤（如切开、剪断或结扎），如果及时发现，修补并不困难，可以进行输尿管的端-端吻合或者膀胱栽植，再经膀胱置入双"J"管，术后留置

视频 12-11　右侧输尿管机械性牵拉损伤

4～12 周就可以完全愈合。但看不见的损伤其实更可怕，电热损伤问题是腹腔镜手术的一个特点，在输尿管损伤中占很高比例，术中难以发现，危害更大。在宫颈癌广泛性子宫切除术中，解剖输尿管"隧道"是关键步骤，宫旁段输尿管周围交错分布着宫旁和膀胱的静脉丛，处理这个部位，极易造成出血。在此处反复电凝止血，热损伤会伤及输尿管鞘膜，造成输尿管慢性缺血坏死（图 12-1）。这种热

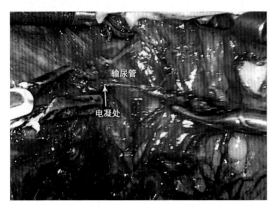

图 12-1　邻近输尿管电凝造成热损伤

损伤在术中往往不易发现，而是在术后一段时间才出现尿瘘症状。一旦发现引流量异常增多就应怀疑尿瘘的可能。对引流液进行肌酐水平和亚甲蓝试验就可以确定尿瘘。如 B 超检查发现患侧肾盂积水及输尿管扩张，则考虑输尿管瘘，静脉肾盂造影（intravenous pyelogram, IVP）或者 CT 泌尿系成像（computed tomography urography, CTU）可以进一步明确瘘口位置，但还需要行膀胱镜检查排除膀胱瘘和复合瘘。

视频 12-12 右侧输尿管电凝损伤

手术操作见视频 12-12。

术后一旦发现输尿管损伤，则应该尽早、积极地处理。首先考虑经膀胱镜或者输尿管镜置入双"J"支架管，放置成功后输尿管漏尿情况会明显减少甚至消失，输尿管损伤部位多可自愈。如果输尿管放置支架失败，可行输尿管端-端吻合或者输尿管膀胱种植术，但有修复失败可能；安全起见，也可先行肾盂穿刺造瘘，待局部条件好转后再二期行手术修复。若输尿管高位损伤不能吻合可行回肠代输尿管术或自体肾移植术。

即便术中未发生输尿管损伤，术后也可以由于粘连问题发生输尿管狭窄，表现为肾盂积水，若不及时发现则可能使一侧肾功能受损。处理方法首选经膀胱植入双"J"管支架。为了保证置管成功，可选择经输尿管镜辅助置管。

输尿管损伤是妇科医师的"达摩克利斯之剑"，

是重点预防的手术并发症。术毕要仔细检查输尿管，确保没有肉眼损伤；术后注意送引流物进行肌酐检测，以便及时发现尿瘘；随诊时也要常规进行双肾超声检查，及早发现输尿管积水。重视以上"三部曲"，就能有效预防输尿管并发症，做到高枕无忧。

六、感　染

在进行盆腔淋巴结清扫及子宫广泛切除以后，盆腔实现了骨骼化，从而留下大量的间隙，术后淋巴液渗入，在引流不畅的情况下容易潴留，形成淋巴囊肿。经阴道细菌侵入以盆腔淋巴结囊肿作为良好培养基，以上诱因造成宫颈癌术后盆腔感染高发。术后盆腔感染以发热为主要表现。血常规、C-反应蛋白、降钙素原等检查有助于明确感染的诊断。术后出现盆腔感染要注意寻找感染源，可通过引流液、阴道分泌物培养或者血培养等病原学检查来确定。微生物药物敏感试验为选用抗生素提供依据。可行腹盆腔超声检查，必要时行盆腹腔 CT 及磁共振检查有助于明确感染灶位置及范围并行 B 超引导下穿刺引流。单纯盆腔感染多在充分引流、加强抗感染治疗后症状迅速缓解。如果一旦形成深部间隙的脓肿，抗感染治疗无效时，则需在 B 超等影像引导下行脓肿穿刺引流或者阴道残端扩开引流，必要时甚至需要二次手术清创（图 12-2）。总之，对于术后盆腔感染的患者，

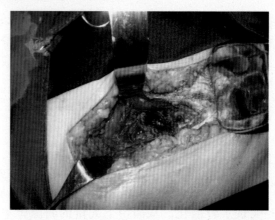

图 12-2　右侧盆腔淋巴囊肿合并感染形成脓肿

充分引流是最行之有效的方法。此外，注意营养支持对于抗感染也非常重要。所谓"营养是机体，引流是灵魂，抗炎是辅助"。另外，控制术后感染需要一定时间，因此还要做到"处理要积极，等待要耐心，患者要安抚"。

七、术后生活质量问题

传统的根治性手术讲求"阴道切长，宫旁组织切宽"。阴道切除过长直接对性生活造成障碍。大范围切除宫旁组织也会损伤盆腔自主神经丛，导致性唤起、性高潮障碍和阴道润滑度下降等，均会对性生活造成严重影响。此外，就是卵巢功能的下降。年轻宫颈癌患者即便保留卵巢进行移位悬吊，也会影响卵巢功能。如果术后再行盆腔放射治疗，卵巢功能就会损失殆尽。卵巢功能的破坏会引起阴道干涩、萎缩，加剧性功能的损伤。术后生活质量下降，还不止性生活问题。盆腔自主神经损伤和手术对盆底功能的破坏还可以导致尿失禁、尿潴留、腹泻、便秘等多种影响生活质量的问题。

宫颈癌的年轻化趋势使得妇科肿瘤医生需关注术后性功能影响的问题。应把生活质量提高到一个与手术根治性等同的高度来看待。Q-M 新分型强调对于阴道穹隆未受侵的年轻子宫颈癌患者，没有必要过长地切除阴道，应在不影响根治的前提下，尽可能保留阴道长度。同时，保留盆腔自主神经的宫颈癌根治术是近年发展起来的新技术，该技术的要点是在处理宫旁组织时，将盆腔自主神经结构分离并保留，可以改善患者术后的膀胱功能、直肠功能及性生活质量。本术式已经列入宫颈癌手术新分型，归为 C1 类手术，具有较好的应用前景。

其实，妇科恶性肿瘤患者治疗后性生活问题非常普遍，多数患者对此羞于启齿并产生错误认知。担心切口裂开或感染，也担心刺激肿瘤复发，性器官被切除而产生自卑，甚至出现抑郁情绪，这些都成为影响性生活恢复的主要心理因素。手术医师在肿瘤治疗过程中，不应只关注癌症本身，还要重视对患者心理问题的疏导和对性生活的指导，鼓励患者与配偶早日开始性生活。当今重视患者术后性健康问题对于妇科肿瘤医生显得尤为重要。应将帮助患者重塑自信，更好地回归社会和家庭作为一种责任。

第 13 章　宫颈癌根治性手术腹腔镜入路问题及无瘤操作

一、腹腔镜入路问题

1991 年法国妇科肿瘤专家 Dargent 完成了首例腹腔镜广泛性子宫切除术。此后近三十年的时间里，微创宫颈癌根治术一路高歌猛进，目前已在国内外一些大型医疗中心获得了普及。微创手术的开展得益于医疗科技的创新。高清腹腔镜、三维腹腔镜及机器人新型设备不断被临床应用，再配以一大批先进的电外科手术器械。微创手术术野清晰、操作精准及止血高效等优势得到了充分的发挥，而这些都是开腹手术所无法比拟的。从临床效果来看，微创手术减少了术中出血，减轻了术后疼痛并加快患者术后恢复，这些优势也是毋庸置疑的。而且，有多项回顾性研究和前瞻观察性研究表明微创手术随访 3～6 年后，预后与开腹手术相当。NCCN 指南也曾经将腹腔镜、机器人与开腹等同作为宫颈癌根治性手术的入路选择。

由于欧美国家宫颈癌发病率较低，根治性手术并不普及，患者一般会转诊到大型肿瘤中心，那里更加偏重于放疗。在国外的指南当中，对于局部肿瘤>4 cm 的患者，或者发现有盆腔淋巴结转移的患者，均不主张手术，而是采用放射治疗、化学治疗放化疗的治疗模式。国外对微创手术指征掌握得非常严格，一般只限定于肿瘤直径<2 cm 的早期患者。我国的情况则有很大不同。由于发病率高，各级医院都在收治宫颈癌患者，放射治疗资源不足，所以普遍采用手术治疗模式。国内宫颈癌根治性手术的指征一直是ⅠB～ⅡA 期。对于其中局部晚期患者，也主张先进行新辅助化疗"缩瘤降期"后再争取手术。近年来，腹腔镜宫颈癌根治术受到广泛青睐，并得以快速推广。但腹腔镜手术的指征并未界定，基本上等同于开腹，肿瘤直径>4 cm 的患者都在接受腹腔镜手术。

近期两篇具有高质量循证医学证据的文章发表，改变了人们对腹腔镜应用于宫颈癌的态度。2018 年《新英格兰杂志》发表了一项美国 MD Anderson 主导的关于宫颈癌腹腔镜手术入路的国际多中心临床Ⅲ期研究（Laparoscopic Approach to Cervical Cancer，LACC），一石激起千层浪。该研究将接受子宫广泛性切除手术的早期宫颈癌患者随机纳入微创组和开腹组，来比较两条入路对患者预后的影响，其中 92% 病例为ⅠB1 期（FIGO2009）。最终，319 例接受了微创手术（腹腔镜占 84%，机器人占 16%），312 例接受了开腹手术。平均随访 2.5 年后，微创组与开腹组的 3 年无瘤生存率分别为 91.2% 和 97.1%，风险比（hazard ratio，HR）达到 3.74；总生存率分别为 93.8% 和 99.0%，HR 达到 6.0。说明采用腹腔镜手术入路较开腹手术入路患者预后要差。另外一篇关于美国监测流行病学和结果（Surveillance，Epidemiology，and End Results，SEER）数据库调研的文章也发表于 2018 年的《新英格兰杂志》上，这项研究调查了美国 2461 例Ⅰ A2～Ⅰ B1 期（FIGO2009）接受手术治疗的宫颈癌患者，其中 1225 例接受微创手术，另外 1236 例接受开腹手术。结果显示，微创手术组的 4 年死亡率为 9.1%，显著高于开腹手术组的 5.3%。该研究还发现在 2002—2006 年微创手术尚未普及年代，患者生存率稳居高位。自从微创手术在美国推广应用以来，患者的生存率呈现逐年下降的趋势。以上两篇重磅文章从不同角度指出了微创手术对早期宫颈癌患者预后的负面影响，建议慎用。2019 年发布的 NCCN 指南明确提出开腹是宫颈癌根治性手术传统而标准的入路。如需选择腹腔镜入路，则术前需要与患者充分沟通，告知微创手术的优点及对预后可能造成的不良影响，谨慎采用。目前一些医学中心已经叫停了宫颈癌的微创手术。

　　高水平循证医学的研究结论固然值得遵守，但是这些研究是否能够反映我国宫颈癌根治性手术的现状尚有待明确，目前国内一些专家正在通过大数据调查对我国微创手术效果进行评估。另一方面，发表于《新英格兰杂志》两篇文章虽然明确了微创手术对宫颈癌患者预后的负面影响，但并未阐明原因，而只是推测举宫操作和 CO_2 气腹是导致肿瘤复发的两大因素，这两个因素也正是微创手术与开腹手术的区别所在。有研究发现，CO_2 气腹引起组织微环境变化对肿瘤细胞转移有促进作用。也有研究提示肿瘤细胞会随着 CO_2 气流播散种植，称为"烟囱效应"。但并不能解释 CO_2 气腹单单对宫颈癌手术造成影响，而对其他肿瘤手术（如结直肠癌、胃癌和子宫内膜癌）却无影响。与 CO_2 气腹相比，举宫操作可能是导致肿瘤复发转移的主要原因，尽管尚无相关研究证实，但专家的观点却比较一致。腹腔镜的举宫操作给手术创造了便利，但长时间的挤压宫颈肿瘤也增加了癌细胞沿着血运和脉管扩散的机会，特别是宫颈外生的大肿瘤，经过举宫杯碾压后，会有癌组织脱落掉入盆腔的可能，增加术后种植转移风险。这样的举宫操作不符合无瘤原则。

微创化是当今肿瘤手术的大趋势所在，不能因噎废食，放弃微创手术的优势。但在腹腔镜对预后影响原因不明的前提下，保证患者的安全尤为重要。作者认为，应该做好以下两方面的工作：一方面是严格掌握腹腔镜手术的指征，对于局部肿瘤较大、期别偏晚的患者应选择开腹手术；另一方面是严格无瘤操作，强化无瘤原则。这也是当前国内大多数专家所达成的共识。

二、腹腔镜宫颈癌根治性手术的无瘤操作（非举宫法）

无瘤原则是肿瘤外科手术的灵魂，其重要性等同于手术技术本身。无瘤原则的内涵是在手术当中采用一切措施来阻止肿瘤细胞沿着血管、淋巴管播散或是术野种植。无瘤原则事关患者的预后，外科医生应像重视手术无菌操作一样来重视无瘤操作。以往腹腔镜宫颈癌根治性手术使用举宫杯不符合无瘤原则，已对预后造成影响。为此，国内专家提出放弃举宫杯，采用以悬吊子宫代替举宫的操作方法（非举宫法），这从根本上改善了腹腔镜宫颈癌根治性手术的无瘤操作条件。除此之外，还要强调其他无瘤操作，比如淋巴组织整块切除、淋巴结标本装袋取出、阴式切除子宫标本等。下面就对非举宫法的步骤及技术要点进行介绍。

① 缝线悬吊子宫

手术开始前在子宫底部缝合悬吊线，一般采用1-0可吸收线进行"8"字缝合，来加强悬吊的牢固程度，并防止缝线从子宫上撕脱。缝合悬吊线后，助手可以向不同方向提拉子宫，协助暴露各个步骤的操作部位（图 13-1）。

手术操作见视频 13-1。

视频 13-1 缝线悬吊子宫

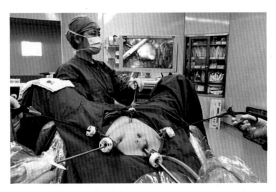

图 13-1　助手提拉子宫

②　盆腔淋巴结切除

在进行一侧淋巴结切除时，助手向对侧提拉子宫后，就可以暴露出充足的操作空间。髂内动脉可以充分展开，闭孔间隙也可以轻松打开到到盆底肌肉表面。子宫悬吊方法与举宫方法对于侧盆腔解剖结构暴露上并无区别。盆腔淋巴脂肪组织要求整块切除，切除后要求装入标本袋中密封，取出前需要与正常组织隔离，避免污染。整块切除与装袋密封都是无瘤原则的体现。

手术操作见视频 13-2。

视频 13-2　右侧盆腔淋巴结切除

③　侧方宫旁组织切除

采用子宫悬吊的方法并不影响侧方宫旁组织的处理。在这一步骤中，助手向对侧提拉子宫，术者可以很轻松地暴露膀胱旁间隙和直肠旁间隙，并在髂内血管的内侧处理子宫的动脉、静脉。切除肿瘤前先阻断其血管供应也是一个非常符合无瘤原则的操作习惯，这样处理不但可以减少术中出血，还可以阻止肿瘤细胞沿着血道播散。另外，本书多次强调在宫颈癌根治术中对子宫血管周围的宫旁淋巴结进行单独切除，以免遗漏其中的转移灶。单独切除的宫旁淋巴组织内可能含有转移病灶，会对术野造成污染。这里也建议采用小的取物袋，将宫旁淋巴组织放入其中，再经 Trocar 孔取出。无瘤原则要时刻铭记。

手术操作见视频 13-3。

视频 13-3　左侧侧方宫旁组织切除

④ 背侧宫旁组织切除

在处理背侧宫旁组织时，采用子宫悬吊的方法并不影响输尿管与阔韧带后叶腹膜的分离和下方冈林间隙的打开。但是，如果没有举宫杯撑开阴道，会使得阴道与直肠之间层次不清，术者难以进入疏松组织当中来下推直肠。进错层面会引起出血和直肠损伤。此处的操作要点是让助手尽量向腹侧提拉子宫，术者向背侧牵拉直肠，采用超声刀仔细分离层次。直肠下推后，根部切除子宫骶韧带并不困难。

视频 13-4　左侧背侧宫旁组织切除

手术操作见视频 13-4。

⑤　下推膀胱

由于未使用举宫杯，最大的困难在于下推膀胱。举宫杯撑开了阴道，使得膀胱与阴道界限非常清晰，方便膀胱的下推。在无举宫条件下一定要注意分清组织层次，避免误入膀胱肌层，损伤膀胱。在下推膀胱时，最好改由第一助手向头侧平拉子宫，主刀将膀胱向腹侧牵拉制造张力，再用超声刀分离膀胱和阴道之间的间隙。下推膀胱时同样要注意，不但要向正下方推，还要向外下方推，推出双侧的阴道旁间隙，以方便下一步切除腹侧宫旁组织操作。

视频 13-5　下推膀胱

手术操作见视频 13-5。

⑥　腹侧宫旁组织切除

腹侧宫旁组织解剖结构密集，举宫杯有利于将腹侧宫旁组织展开，便于解剖输尿管和处理膀胱宫颈韧带操作。放弃举宫操作会使腹侧宫旁缺乏组织张力，难以分清组织层次，增加了处理难度。此时要求术者要熟记解剖标志和顺序操作：先上翻子宫动脉断端，切断输尿管滋养血管，将子宫动脉与输尿管分开，再切断输尿管"膝部"血管，将输尿管外推。游离输尿管后，再处理下方膀胱宫颈韧带深层的静脉丛。操作要点是助手将子宫尽量向对侧提拉，术者将输尿管向外上方提起，增加组织张力，来创造操作空间。非举宫法增加了输尿管和膀胱损伤的机会，应时刻注意保护，使其尽量远离操作部位。

手术操作见视频 13-6。

视频 13-6　左侧腹侧宫旁组织切除

⑦ 阴式切开阴道

应用举宫杯在腹腔内环形切开阴道非常便利，但会有肿瘤脱落腹腔的问题，不符合无瘤原则。有研究表明，采用腹腔内切开阴道的患者复发率明显高于阴式切开阴道的患者。腹腔内切开阴道会造成肿瘤细胞脱落，进而被循环 CO_2 气体带走后发生腹腔内播散转移。为了避免此种风险，当前的腹腔镜根治性手术主张采用经阴式的阴道切开取标本方法。这种方法也并不困难，只是手术要转成阴式操作。将子宫下拉，沿着计划的切缘切开阴道，将子宫和淋巴结标本取出。由于肿瘤没有机会接触腹腔，也就降低了播散种植的风险。阴道残端也可经阴式操作缝合。手术结束前，要用大量的生理盐水冲洗盆腔术野，进一步减少肿瘤种植的机会。

视频 13-7　阴式切开阴道

手术操作见视频 13-7。

非举宫法是国内专家基于当前形势提出的一种改良方法，本书参考了他们的技术。非举宫法强调无瘤操作，避开了举宫杯造成的预后风险。期待本方法的开展能够转变当前针对宫颈癌腹腔镜手术的不利局面，使微创理念继续发扬光大。

参 考 文 献

[1] Piver MS, Rutledge F, Smith JP. Five classes of extended hysterectomy for women with cervical cancer. Obstet Gynecol, 1974, 44(2): 265-272.

[2] Querleu D, Morrow CP. Classification of radical hysterectomy. Lancet Oncol, 2008, 9(3): 297-303.

[3] Cibula D, Abu-Rustum NR, Benedetti-Panici P, et al. New classification system of radical hysterectomy: emphasis on a three-dimensional anatomic template for parametrial resection. Gynecol Oncol, 2011, 122(2): 264-268.

[4] Querleu D, Cibula D, Abu-Rustum NR. 2017 Update on the Querleu-Morrow Classification of Radical Hysterectomy. Ann Surg Oncol, 2017, 24(11): 3406-3412.

[5] Plentl A, Friedman E: Lymphatic system of the female genitalia. The morphologic basis of oncologic diagnosis and therapy. Major Probl Obstet Gynecol, 1971, 2: 1-223.

[6] Girardi F, Lichtenegger W, Tamussino K, et al. The importance of parametrial lymph nodes in the treatment of cervical cancer. Gynecol Oncol, 1989, 34 (2): 206-211.

[7] Benedetti-Panici P, Maneschi F, D'Andrea G, et al. Early cervical carcinoma: the natural history of lymph node involvement redefined on the basis of thorough parametrectomy and giant section study. Cancer, 2000, 88(10): 2267-2274.

[8] Girardi F, Pickel H, Winter R. Pelvic and parametrial lymph nodes in the quality control of the surgical treatment of cervical cancer. Gynecol

Oncol, 1993, 50(3): 330-333.

[9] 李斌, 吴令英, 李晓光, 等. 早期子宫颈癌宫旁淋巴结的识别及其临床意义. 中华妇产科杂志, 2006, 41（9）: 608-611.

[10] Yabuki Y, Asamoto A, Hoshiba T, et al. Radical hysterectomy: An anatomic evaluation of parametrial dissection. Gynecol Oncol, 2000, 77(1): 155-163.

[11] Yabuki Y, Sasaki H, Hatakeyama N, et al. Discrepancies between classic anatomy and modern gynecologic surgery on pelvic connective tissue structure: harmonization of those concepts by collaborative cadaver dissection. Am J Obstet Gynecol, 2005, 193(1): 7-15.

[12] Höckel M, Horn LC, Manthey N, et al. Resection of the embryologically defined uterovaginal (Müllerian) compartment and pelvic control in patients with cervical cancer: a prospective analysis. Lancet Oncol, 2009, 10(7): 683-692.

[13] Dargent D, Martin X, Sacchetoni A, et al. Laparoscopic vaginal radical trachelectomy: a treatment to preserve the fertility of cervical carcinoma patients. Cancer, 2000, 88(8): 1877-1882.

[14] Costales A, Michener C, Escobar-Rodriguez PF. Radical trachelectomy for early stage cervical cancer. Curr Treat Options Oncol, 2018, 19(12): 75.

[15] Raspagliesi F, Ditto A, Fontanelli R, et al. Nerve-sparing radical hysterectomy: a surgical technique for preserving the autonomic hypogastric nerve. Gynecol Oncol, 2004, 93(2): 307-314.

[16] Fujii S, Takakura K, Matsumura N, et al. Anatomic identification and functional outcomes of the nerve sparing Okabayashi radical hysterectomy. Gynecol Oncol, 2007, 107(1): 4-13.

[17] Liang Z, Chen Y, Xu H, et al. Laparoscopic nerve-sparing radical hysterectomy with fascia space dissection technique for cervical cancer: description of technique and outcomes. Gynecol Oncol, 2010, 119(2): 202-207.

[18] Bogani G, Rossetti DO, Ditto A, et al. Nerve-sparing approach improves outcomes of patients undergoing minimally invasive radical hysterectomy: a systematic review and meta-analysis. J Minim Invasive Gynecol, 2018, 25(3): 402-410.

[19] Jiang W, Liang M, Han D, et al. A modification of laparoscopic type

C1 hysterectomy to reduce postoperative bladder dysfunction: a retrospective study. J Invest Surg. 2018;5: 1-9.

[20] Roh JW, Lee DO, Suh DH, et al. Efficacy and oncologic safety of nerve-sparing radical hysterectomy for cervical cancer: a randomized controlled trial. J Gynecol Oncol, 2015, 26(2): 90-99.

[21] Kim HS, Kim K, Ryoo SB, et al. Conventional versus nerve-sparing radical surgery for cervical cancer: a meta-analysis. J Gynecol Oncol, 2015, 26(2): 100-110.

[22] Touboul C, Fauconnier A, Zareski E, et al. The lateral infraureteral parametrium: myth or reality? Am J Obstet Gynecol, 2008, 199(3): 242. e1-6.

[23] Kraima AC, Derks M, Smit NN, et al. Careful dissection of the distal ureter is highly important in nerve-sparing radical pelvic surgery: a 3D reconstruction and immunohistochemical characterization of the vesical plexus. Int J Gynecol Cancer, 2016, 26(5): 959-966.

[24] 李斌, 张蓉, 吴令英, 等. 保留盆腔植物神经的广泛子宫切除术治疗子宫颈癌的初步研究. 中华妇产科杂志, 2008, 43（8）: 606-610.

[25] 李斌, 李巍, 孙阳春, 等. 保留盆腔自主神经的广泛子宫切除术的术式改良研究. 中华妇产科杂志, 2010, 45（3）: 221-223.

[26] Li B, Li W, Sun YC, et al. Nerve plane-sparing radical hysterectomy: a simplified technique of nerve-sparing radical hysterectomy for invasive cervical cancer. Chin Med J (Engl), 2011, 124(12): 1807-1812.

[27] Wang W, Li B, Zuo J, et al. Evaluation of pelvic visceral functions after modified nerve-sparing radical hysterectomy. Chin Med J (Engl). 2014; 127(4): 696-701.

[28] 王文文, 李斌, 佐晶, 等. 改良型保留盆腔自主神经的子宫颈癌根治性手术对患者膀胱功能及预后的影响. 中华妇产科杂志, 2014, 49（5）: 341-347.

[29] 李斌, 姚洪文, 佐晶, 等. 腹腔镜在改良保留盆腔自主神经宫颈癌根治手术中的应用. 中华肿瘤杂志, 2014, 36（1）: 63-68.

[30] Zhao D, Li B, Wang Y, et al. Clinical outcomes in early cervical cancer patients treated with nerve plane-sparing laparoscopic radical hysterectomy. J Minim Invasive Gynecol. 2019 May 7. pii: S1553-4650(19)30213-4. doi: 10.1016/j.jmig.2019.04.025. [Epub ahead of

print]

[31]　Wertheim E. The extended abdominal operation for carcinoma uteri (based on 500 operative cases). Am J Obstet Dis Women Child, 1912, 66: 169-232.

[32]　Okabayashi H. Radical abdominal hysterectomy for cancer of the cervix uteri. Surg Gynecol Obstet, 1921, 33: 335-341.

[33]　Meigs JV. Carcinoma of the cervix—the Wertheim operation. Surg Gynecol Obstet, 1944, 78: 195-198.

[34]　Navratil E. Radical vaginal hysterectomy (Schauta-Amreich operation). Clin Obstet Gynecol, 1965, 8(3): 676-704.

[35]　Dargent D, Mathevet P. Radical laparoscopic vaginal hysterectomy. J Gynecol Obstet Biol Reprod (Paris), 1992, 21(6): 709-710.

[36]　Yang L, Cai J, Dong W, et al. Laparoscopic radical hysterectomy and pelvic lymphadenectomy can be routinely used for treatment of early-stage cervical cancer: a single-institute experience with 404 patients. J Minim Invasive Gynecol, 2015, 2(2): 199-204.

[37]　Frumovitz M, Plante M, Lee PS, et al. Near-infrared fluorescence for detection of sentinel lymph nodes in women with cervical and uterine cancers (FILM): a randomised, phase 3, multicentre, non-inferiority trial. Lancet Oncol, 2018, 19(10): 1394-1403.

[38]　Salvo G, Ramirez PT, Levenback CF, et al. Sensitivity and negative predictive value for sentinel lymph node biopsy in women with early-stage cervical cancer. Gynecol Oncol, 2017, 145(1): 96-101.

[39]　Bats AS, Frati A, Mathevet P, et al. Contribution of lymphoscintigraphy to intraoperative sentinel lymph node detection in early cervical cancer: Analysis of the prospective multicenter SENTICOL cohort. Gynecol Oncol, 2015, 137(2): 264-269.

[40]　Imboden S, Papadia A, Nauwerk M, et al. A comparison of radiocolloid and indocyanine green fluorescence imaging, sentinel lymph node mapping in patients with cervical cancer undergoing laparoscopic surgery. Ann Surg Oncol, 2015, 22(13): 4198-4203.

[41]　梁斯晨，王志启，王建六，等. 子宫恶性肿瘤前哨淋巴结检测 76 例临床分析. 中华妇产科杂志，2017, 52（9）: 605-610.

[42]　Kim CH, Soslow RA, Park KJ, et al. Pathologic ultrastaging improves micrometastasis detection in sentinel lymph nodes during endometrial

cancer staging. Int J Gynecol Cancer, 2013, 23(5): 964-970.

[43] Harold KL, Pollinger H, Matthews BD, et al. Comparison of ultrasonic energy, bipolar thermal energy, and vascular clips for the hemostasis of small-, medium-, and large-sized arteries. Surg Endosc, 2003, 17(8): 1228-1230.

[44] Carlander J1, Johansson K, Lindström S, et al. Comparison of experimental nerve injury caused by ultrasonically activated scalpel and electrosurgery. British Journal of Surgery, 2005, 92(6): 772-777.

[45] Li L, Qie MR, Wang XL, et al. BiClamp(®) forceps was significantly superior to conventional suture ligation in radical abdominal hysterectomy: a retrospective cohort study in 391 cases. Arch Gynecol Obstet, 2012, 28(2)6: 457-463.

[46] Lee JE, Kim KG, Lee DO, et al. Ligation of uterine vessels in total laparoscopic hysterectomy using Hem-o-lok clips. Taiwan J Obstet Gynecol, 2015, 54(1): 8-12.

[47] Dan Zhao, Bin Li, Yating Wang, et al. Limited energy parametrial resection/dissection during modified laparoscopic nerve-sparing radical hysterectomy. Chin J Cancer Res, 2018, 30(6): 647-655.

[48] Carter J, Sonoda Y, Baser RE, et al. A 2-year prospective study assessing the emotional, sexual, and quality of life concerns of women undergoing radical trachelectomy versus radical hysterectomy for treatment of early-stage cervical cancer. Gynecol Oncol, 2010, 119(2): 358-365

[49] Ramirez PT, Frumovitz M, Pareja R, et al. Minimally invasive versus abdominal radical hysterectomy for cervical cancer. N Engl J Med, 2018, 379(20): 1895-1904.

[50] Melamed A, Margul DJ, Chen L, et al. Survival after Minimally Invasive Radical Hysterectomy for Early-Stage Cervical Cancer. N Engl J Med, 2018, 379(20): 1905-1914.

附录 1
宫颈癌的 FIGO 分期
（2018）

I	肿瘤局限于宫颈（不考虑扩散至宫体）
I A	镜下浸润癌，浸润深度<5 mm（静脉/淋巴管间隙浸润不改变分期）
I A1	间质浸润深度<3 mm
I A2	间质浸润≥3 mm，<5 mm
I B	肿瘤局限于子宫颈，镜下最大浸润深度≥5 mm
I B1	浸润深度≥5.0 mm，最大径线<2 cm
I B2	最大径线≥2 cm，<4 cm
I B3	最大径线≥4 cm
II	肿瘤超越子宫，但未达阴道下 1/3 或骨盆壁
II A	侵犯上 2/3 阴道，无宫旁浸润
II A1	癌灶最大径线<4 cm
II A2	癌灶最大径线≥4 cm
II B	有宫旁浸润，未达骨盆壁
III	肿瘤累及阴道下 1/3，和（或）扩散到骨盆壁，和（或）导致肾盂积水或肾无功能，和（或）累及盆腔和（或）腹主动脉旁淋巴结

（待续）

（续表）

ⅢA	肿瘤累及阴道下 1/3，未扩散到骨盆壁
ⅢB	肿瘤扩散到骨盆壁，和（或）肾盂积水或肾无功能
ⅢC	盆腔和（或）腹主动脉旁淋巴结受累 [注明 r（影像）或 p（病理）证据]，无论肿瘤的大小与范围
ⅢC1	仅累及盆腔淋巴结
ⅢC2	腹主动脉旁淋巴结转移
Ⅳ	肿瘤侵犯膀胱黏膜或直肠黏膜（活检证实）和（或）超出真骨盆（泡状水肿不分为Ⅳ期）
ⅣA	侵犯盆腔邻近器官
ⅣB	远处转移

附录2
推荐书目

1. 郎景和著《妇科手术笔记》(中国科学技术出版社，2001)

2. 郎景和著《妇科手术笔记（第二卷）》(中国科学技术出版社，2004)

3. Kenneth D. Hatch 著《妇科恶性肿瘤腹腔镜手术新进展》(高等教育出版社，2006)

4. Michael S. Baggish 和 Mickey M. Karram 著 Atlas of Pelvic Anatomy and Gynecologic Surgery (ELSEVIER SAUNDERS, 2011)

5. Nadeem R. Abu-Rustum、Richard R. Barakat 和 Douglas A. Levine 著 Atlas of Procedures in Gynecologic Oncology (CRC Press, 2013)

6. Keith Isaacson 著 Complications of Gynecologic Endoscopic Surgery (ELSEVIER, 2006)

后记——刨根问底根治术

一、箴　言

一台宫颈癌根治手术就是一堂生动的盆腔解剖课。

郎景和院士

宫颈癌根治术的原则就是先解剖所有正常结构，然后再切除病灶。

Kenneth D. Hatch 教授

释义：两位大家一致强调了宫颈癌根治术的灵魂是解剖。以明确的解剖标志划定手术范围正是 Q-M 新分型的宗旨。

二、趣　语

虎口——髂外静脉与髂内静脉分叉部位，损伤出血难以控制，此处也是闭孔神经常见断点。

狼窝——在闭孔窝底部由髂内静脉属支形成的

静脉丛，淋巴切除至此处容易大出血。

鹰眼——膀胱侧间隙、直肠侧间隙与之间的侧方宫旁组织形成的酷似"鹰眼"的结构。先将两个间隙打开到底部，再于根部处理侧方宫旁组织比较便利，即"刨根问底"。

酒窝——即阴道旁间隙。将膀胱向侧下方下推，充分暴露阴道旁间隙，就可以将输尿管壁段与膀胱一起推开，使游离输尿管操作变得顺畅。

十指——一侧盆腔骨骼化到位，应显露十个平行的解剖结构，即髂外动脉、髂外静脉、髂内静脉、髂内静脉、闭孔血管、生殖股神经、闭孔神经、坐骨神经腰骶干、盆腔自主神经平面及输尿管。十指连心！主刀术后应该常规清点。

膝部——输尿管上方横跨膀胱和宫颈之间的一根小血管（称为膀胱宫颈血管或膀胱浅静脉），把输尿管拉向宫颈，形成拐角，叫做"膝部"，术中将这个血管切断，输尿管就可以一下子向外闪开。

三明治——髂血管与腰大肌之间深部位置，闭孔神经与坐骨神经腰骶干中间夹着几根横向的髂腰静脉，形成三明治结构。髂腰静脉电凝止血容易造成神经损伤。

命根子——输尿管主要依靠鞘膜供血，游离输尿管造成鞘膜损伤会造成管壁坏死，鞘膜是输尿管的"命根子"。同时，输尿管也是妇科医生的"命根子"，要时时刻刻注意保护，损伤会造成严重的并发症，引发医疗诉讼。

过河拆桥——子宫动脉跨越输尿管时发出对输尿管的滋养支尤如"桥墩"，形成"桥下流水"结构。在游离输尿管时首先要切断滋养支，拆除"桥墩"。将输尿管与子宫动脉分离，就是所谓"过河拆桥"。

命如纸薄——在进行右侧腹主动脉旁淋巴切除时，会遇到淋巴脂肪组织与下腔静脉壁之间的小穿支血管，此处静脉壁薄弱。操作牵拉穿支会撕裂静脉壁，引起致命出血。

不主要的主韧带——多年来，主韧带一直被认为是子宫最主要的支持韧带。随着解剖理念的更新，目前认为所谓"主韧带"并非支持韧带，而是一个由子宫动静脉、淋巴组织和自主神经组成的复合结构，主张对其中结构进行精细化处理。Q-M 新分型中已找不到"主韧带"结构，而是以"侧方宫旁"取而代之。

没有隧道的隧道——以前由于缺乏对输尿管周围解剖的了解，开腹进行广泛子宫切除时，常用一把钳子插入输尿管上方，人为捅出了"隧道"结构。"隧道"顶部实际上是由子宫动脉、膀胱浅静脉及疏松组织组成，对这些解剖结构进行精细处理后，就会发现"隧道"并不存在。不过输尿管"隧道"的概念现在还沿用。

三、对　联

头发丝儿大的血管，巴掌大的出血，见血管就止
手指缝儿宽的间隙，天地宽的空间，逢间隙便进

释义：腹腔镜给了我们精细化手术的工具。术野放大效应使我们看清头发丝儿大的血管。这种小血管出血也会被放大，造成术野污染。因此要见血管就止血，无论大小。宫颈癌根治性手术也非常讲究间隙的利用，在间隙中操作可以精准地处理每一个结构，这就是当今提倡的膜性解剖手术理念。

手握超刀威风凛凛应懂孰深孰浅
脚踏双极雄心勃勃焉知是祸是福

释义：超声刀配合双极电凝是腹腔镜手术的基本操作，较以往的开腹手术大大提高了效率，但要重视精细化的解剖才能将手术做好。同时，也要了解到微创手术的问题，比如能量器械的热损伤问题，以及对预后的影响问题。从而降低这些不良事件，使腹腔镜手术造福患者。

四、口　诀

手执超刀，毛刷考古
高悬子宫，张弛有度
侧方处理，淋巴为主
之后顺序，先背后腹
膀胱侧推，酒窝尽露
过河拆桥，滋养去除
抓住脖子，掀走膝部

尿管闪开，静脉全出

逐根夹闭，电凝有度

神经平面，整体保护

阴式切取，避免接触

无瘤原则，时刻记住

　　　　——为"医肿术式"而作

　　释义：在腹腔镜宫颈癌根治术中，使用超声刀要像使用毛刷进行考古发掘一样的轻柔。以前通过举宫操作，可以展开宫旁组织的各个间隙。现在认为举宫杯使用不符合无瘤原则，改用悬吊子宫的方法，也可以达到同样效果。对于侧方宫旁组织的切除主张精细化处理，特别强调宫旁淋巴结的切除。侧方宫旁组织处理之后，顺序是先切除背侧宫旁的子宫骶韧带，再处理腹侧宫旁组织。切断子宫骶韧带可以使子宫获得很大的活动度，有利于腹侧宫旁组织的处理。腹侧宫旁组织处理前先下推膀胱，膀胱不但要向正下方推，也要向外下方推，充分暴露双侧阴道旁间隙，这样可以减少输尿管处理的难度。游离输尿管要先处理子宫动脉跨越输尿管"桥下流水"这一结构，切断滋养支，进行"过河拆桥"就能使输尿管与子宫动脉彻底分离。继续向前到达输尿管进入膀胱的部位，称为"脖子"。将输尿管"脖子"抓住向外侧掀起，切断"膝部"与宫颈的连接血管，就可以使输尿管向外侧闪开，暴露下方腹侧宫旁的静脉丛。对这些静脉进行精细的分离，最好逐根夹闭、切断。如有出血可以电凝止血，但不要过度使用双极电凝，以免发生热损伤。在手术过程中应注意对于盆腔自主神经平面进行整体保留。最后采用阴式操作切开阴道，取出子宫标本。操作中避免宫颈肿瘤与其他部位的接触，从而杜绝肿瘤的种植转移。时刻牢记无瘤原则，才能消除腹腔镜手术对宫颈癌患者预后的影响，将微创的优势充分发挥。